U0189859

主编介绍

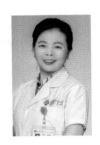

刘玉萍，主任医师，教授，硕士生导师，四川省医学科学院·四川省人民医院健康管理中心主任、健康管理研究所所长。中华医学会健康管理学分会候任主任委员；中国医师协会健康管理与健康保险专业委员会副主任委员；中国健康管理协会常务理事；中国健康管理协会功能医学分会副会长；四川省医疗卫生与健康促进会会长；四川省医学会健康管理学专业委员会主任委员；多项核心杂志副主编及编委；享受国务院特殊津贴专家；四川省卫生健康首席专家、四川省卫生计生首届领军人才、四川省卫生厅学术技术带头人、首届"国之名医·优秀风范"荣誉获得者；四川省三八红旗手标兵。

带领四川省人民医院健康管理中心成为全国首家的健康管理省级甲级医学重点学科，创造了 2017～2019 年连续 3 年获得复旦学科声誉排名第二、西南第一的佳绩；近五年承担国家级科研课题 6 项，省部级和厅级课题 10 余项，发表 SCI 等论文 20 余篇。主编及参编全国百佳出版单位多部著作，参与制定多项中华医学会健康管理学行业规范、指南及专家共识，拥有国家知识产权 2 项、专利 1 项。

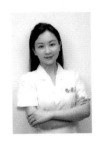

关华，副主任护师，副教授，管理学、医学双硕士，电子科技大学、成都中医药大学硕士生导师，任职于电子科技大学附属医院·四川省人民医院，主要从事临床护理、护理健康管理及客户关系管理、护理培训及流程管理。任中华医学会健康管理护理学组副组长，中国研究型医院学会护理分会健康管理与延续护理学组委员，四川省医疗卫生与健康促进会理事，四川省康促进会健康管理护理学专委会主任委员，四川省医学会健康管理学专业委员会委员。担任《健康体检与管理》杂志通讯编委，《国际护理学杂志》审稿专家。曾获中国健康服务业大会优秀论文奖，多次受邀在全国健康管理大会交流发言，近五年发表 SCI、北大核心等论文 20 余篇。

健康管理护理工作规范及质控指南

刘玉萍　关　华　主编

中国纺织出版社有限公司

图书在版编目（CIP）数据

健康管理护理工作规范及质控指南 / 刘玉萍，关华
主编 .-- 北京：中国纺织出版社有限公司，2022.12
ISBN 978-7-5229-0251-7

Ⅰ.①健… Ⅱ.①刘…②关… Ⅲ.①护理—管理—
指南 Ⅳ.① R47-62

中国版本图书馆 CIP 数据核字（2022）第 253500 号

责任编辑：范红梅　　　责任校对：高　涵　　　责任印制：王艳丽

中国纺织出版社有限公司出版发行
地址：北京市朝阳区百子湾东里 A407 号楼　邮政编码：100124
销售电话：010—67004422　传真：010—87155801
http://www.c-textilep.com
中国纺织出版社天猫旗舰店
官方微博 http://weibo.com/2119887771
北京华联印刷有限公司印刷　各地新华书店经销
2022 年 12 月第 1 版第 1 次印刷
开本：787×1092　1/16　印张：13.5
字数：300 千字　定价：98.00 元

凡购本书，如有缺页、倒页、脱页，由本社图书营销中心调换

编委会

李　雪　四川省医学科学院·四川省人民医院（电子科技大学附属医院）

王　密　四川省医学科学院·四川省人民医院（电子科技大学附属医院）

张　琴　四川省医学科学院·四川省人民医院（电子科技大学附属医院）

梁亚芸　四川省医学科学院·四川省人民医院（电子科技大学附属医院）

伍晓梅　四川大学华西医院

陈　姚　四川大学华西医院

郭姣姣　四川大学华西医院

张时鸿　四川大学华西医院

高　伟　四川大学华西医院

陈勃江　四川大学华西医院

陈　静　华西二院

前　言

健康管理护理作为朝阳学科，其学科人数数量急剧增多，但学科理论尚在起步阶段。健康管理护理与临床护理管理模式有很大差异，不能照搬沿用，质量管理及专科能力建设面临巨大的挑战与机遇。当前，在基层健康管理机构，仍以简单完成体检流程为主要定位，护理工作局限于"导检引路"的初级服务，且多数局限于单纯体检，缺少系统的健康管理服务，未进行全面科学评估与有效健康干预。即便开展了系统服务，也常由于专业能力及人才队伍不匹配而导致服务规范和技术标准不完善、服务范围和模式单一、专业化程度较局限。因此，以专业内涵为导向、加强护士队伍建设、提高护理服务质量、建立同质化行业规范和管理质量评价标准是大势所趋。

本书由全国健康管理护理先驱和领航人牵头，在中华医学会健康管理分会专家的指导下，前期通过综合应用理论模型，初步构建了健康管理专科护理规范及质量标准框架（目前仍在更新完善中），并在2021年、2022年两届全国健康管理专科护士培训中落地实践。笔者凭借对本职工作的热爱，总结多年工作经验和实践体会，参阅国内外最新研究动态，继2021年牵头出版的《健康管理专科护士规范化培训教材》后，听取全国专家同道的宝贵意见建议，再次沉淀更新，期望健康管理护理水平得到更多潜力挖掘与提升，以点带面提升整个健康管理护理学科水平。

全书分六章，分别从健康管理中心的制度建立、工作职责、工作流程及方法、质量控制、健康管理护理、护理服务、教育培训等方面详细介绍了健康管理中的护理医教研工作体系。内容涵盖：第一、第二章主要介绍国内外健康管理的发展现状，护理管理制度的建立；第三、第四章着重叙述护理工作规范及管理质量评价标准的构建，内容涵盖体检工作流程、质控标准及细则、科学搭建质控框架等护理工作中的焦点、热点；第五、第六章对前四章的工作流程规范加以总结和提炼，注重多学科、多专业的全科素养与专科能力提升，内容涉及健康管理护理工作内涵，包括健康管理服务模式、护理查房、继续教育等，将护理健康管理专科知识与健康干预紧密结合，让健康管理护理真正落地。

主编单位四川省人民医院健康管理中心是全国率先启动健康管理实施方案的机构，连续三年获得复旦学科声誉排名第二、西南第一，在全国成功创办两届"健康管理护理专科护士规范化培训班"。其他参编单位均为国内或区域健康管理专业的行业先锋，引领着各区域专业发展的方向，极具地区代表性。

本书编者均为健康体检/健康管理学科及医学科研工作的一线业务骨干和专家，以研究生学历及高级职称为主。全体编委精心规划，认真撰写，力求内容详实、准确。但这一新兴专业毫无经验可循，加之编者水平所限、编写时间仓促，书中难免有不尽完善之处，敬请各位同道提出宝贵意见。

在编写过程中，有幸得到中华医学会健康管理学分会专家的指导，在全国健康管理护理专家指导下，通过理论模型构建完善的健康管理机构护理规范及管理质量评价标准，最终确立系统、科学、规范的护理规范及管理质量评价体系。

由衷感谢以下专家的协助支持：

唐怀蓉（四川大学华西医院）

姚　蓓（安徽省立医院）

刘　莉（天津医科大学总医院）

车　颖（北医三院）

姚　莉（重庆市人民医院）

殷　敏（兰州大学第一医院）

吴绍燕（重庆医科大学附属第一医院）

林小兰（深圳市人民医院）

赖　俊（贵州医科大学附属医院）

王媛媛（厦门大学附属中山医院）

编　者

2022 年 9 月

目　录

第一章 总 论

第一节 国内外健康管理的发展

一、概述

健康管理（health management）是指对个体和群体健康问题及其健康危险因素的管理，作为专业术语在 20 世纪 30 年代首次被提出，其目的是调动一切社会资源，实现对包括健康、亚健康、疾病高危和疾病人群在内的全人群进行健康监测、评估、健康指导以及危险因素干预。

随着我国国民经济不断发展，居民的健康意识和健康需求发生了巨大变化，从过去简单的"疾病治疗"转变为"疾病预防"和"健康促进"。近年来，国家相关部门相继出台了多部与健康相关的纲领性文件，2016 年 10 月，中共中央、国务院印发《"健康中国 2030"规划纲要》，从国家层面明确提出未来 15 年健康中国建设的总体战略规划。2019 年 7 月，健康中国行动推进委员会印发《健康中国行动（2019—2030 年）》，确立"每个人都是自己健康的第一责任人"的观点，提出 15 项重大专项行动，并将其纳入政府考核范围之中。在健康中国战略加快推进的过程中，健康管理日益受到社会各界的关注和重视。但健康管理在我国仍处于探索阶段，健康管理学科发展尚不成熟，存在健康管理人才短缺、考核机制不合理、行业标准不统一、管理制度不健全等问题。借鉴和参考各个国家健康管理经验，可以给我国健康管理事业建设一定的启示。

二、美国健康管理

20 世纪 70 年代末，美国人口老龄化、慢性病人群增加，医疗成本逐年攀升、卫生资源过度消耗，医疗费用支出从 20 世纪 60 年代占 GDP 6% 猛增到 1980 年的 8%，导致传统"以疾病治疗"为中心的医疗模式难以为继，1978 年密歇根大学成立了全球首个健康管理中心，聚焦疾病预防、风险评估和指导自我保健。其医疗战略逐渐向集预防性（preemptive）、预测性（predictive）、个体化（personalized）和参与性（participatory）为一体的"4P"医学模式过渡，强调预防为上、预测性治疗、个体化诊疗和全民参与有机结合。全面推行健康管理后的 20 年间，美国人口中生活方式疾病如心血管疾病、脑卒中发生率分别下降了 55%、75%，有力佐证了健全的初级健康系统能提升个体和全民健康水平、降低医疗服务成本。据估算，健康管理投入与医疗费用的降低比率在 1 :（3～6），叠加劳动力生产率回报后，实际投入效益比为 1 : 8，抢救费用的投入降低比甚至达到 1 : 100。

近半个世纪来，德、法、英等发达国家也积极效仿和实施全面健康战略，逐步形成了注重健康管理的医疗理念，建立了以初级保健医师为核心，以提高健康生活质量、延长寿命、消除健康差距为目标的健康管理体系。

三、日本健康管理

在世界卫生组织最新公布的《世界各国人均寿命排名2019》中，日本以人均83.7岁名列第一。日本长期稳居全球长寿国家榜首，与其国民健康检查义务化和盛行的全身精密体检密不可分。日本健康体检被纳入国家法律保护，实施项目齐全、界定清晰、覆盖人群广，由不同职能分工的健康体检学会予以指导和管理，由经持证全身精密体检专科医师确保体检质量。具体工作覆盖健康状况调查、评估和帮助、健康促进活动和健康宣传教育，费用由国家负担75%、个人负担25%。因此，全身精密体检，逐渐发展成为日本特色的一项健康检查。日本的健康体检已不是单纯为了诊断和治疗疾病，而是为了消除疾病危险因素、有效预防疾病。全身精密体检是指以筛查癌症为目的全身检查，日本癌症筛查技术居于世界首位，可以发现5mm以下的癌症，其以先进的癌症综合检查体系，编织建立起一个以毫米、微米为单位的"网"，可以发现和排查全部已知300多种早初期癌症。越早发现癌症并开始治疗，其预后越好。日本国立癌症研究中心在2021年4月发表的最新调查数据显示，日本所有癌症的5年生存率平均为68.4%，高于另一癌症治疗先进大国——美国的66%，癌症生存率位居世界第一，其中精细的体检早筛功不可没。同时，癌症协会在政府指导下联合各社区于20世纪60年代开始实施癌症筛查计划，对胃癌、宫颈癌、乳腺癌、肺癌和结直肠癌进行免费筛查。每年以城市为单位为1000万居民提供癌症筛查，出版癌症系列手册和杂志，开展癌症公共宣传活动。如以宣传乳腺癌检查重要性为目的"粉红丝带节"活动，鼓励年轻女性定期前往医院接受乳腺癌筛查。据日本国立癌症研究中心调查，2019年40～60岁男性居民的胃癌筛查率为48.0%，女性为37.1%。

日本人的疾病结构随着生活方式的欧美化和老龄人口的增加而以非常短的周期变化，健康检查内容也按照这种结构变化应对和发展。从而建立起了无论哪种疾病结构都能应对、满足各种需求的健康检查体系。

四、国内健康管理

我国健康管理理论研究与技术应用起步较晚，各类体检机构在2001年后如雨后春笋般出现。原卫生部2009年出台《健康体检管理暂行规定》，并陆续公布了《健康体检中心基本标准（试行）》《健康体检中心管理规范（试行）》，对行业内各种标准、程序、技术硬件等进行了规定。目前，市场上健康体检机构形式多样，根据经营性质、隶属关系、商业模式等可分为专业健康体检机构、综合医院附属体检中心和依附于其他产业的健康体检机构，其中以公立医院的健康体检机构为主流，在总量中占比70%以上。

但时至今日，体检中心作为目前健康管理的主要研究与实施机构，实际工作的重心仍在疾病危险因素上，与真正意义上的健康管理还有相当差距，建立符合我国国情的健康管理模式仍在探索中。2019年国务院印发《关于实施健康中国行动的意见》，导向非常明确：未来健康管理的工作将更加重要，同时健康管理的工作会从多维度多渠道去开展。其特点可以概括为实现"四个转变"：一是在定位上，从"以治病为中心"向以"健康为中心"转变；二是在策略上，从注重"治已病"向注重"治未病"转变；三是在主体上，从依靠卫生健康系统向社会整体联动转变；四是在行动上，努力从宣传倡导向全民参与、个人行动的转变。与以往不同的是，这不仅仅是要开展健康宣传倡导，更要聚焦当前社会群体面临的主要健康问题和影响因素。

鉴于国内目前体检服务形式单一，95%以上的体检医院仍以体检为主，互联网巨头与金融巨头等早已介入体检产业，寻求将体检与保险、购药、寻医等深度结合，完善检后服务，打造以健康体检为入口的健康管理体系。"腾讯健康"在医疗、医保行业面向国家医保局、各省市医保局、13亿参保人及各级医疗机构，提供医保的云平台、公共服务、医保电子凭证、医保AI、大数据分析、生物识别、区块链、医保数据安全，以及"互联网+医保支付"等多方面技术保障；"阿里大健康"为患者提供互联网医疗、医药电商、在线医学科普平台、电子医保卡及电子健康档案等产品和服务；疫情期间还助力政府构建的疫情应急管理系统。武汉大学与腾讯合作成立大数据与健康保障联合实验室，联合国家卫健委卫生发展研究中心健康保障研究部；西安交通大学力求打造国家级产学研合作创新平台，推动我国基于医疗保险的社会保障政策向整体国民健康保障体系的转变；国家健康医疗大数据中心（北方）在2020年已建成20000机柜的数据中心，开展山东省健康医疗大数据汇聚存储、治理加工、挖掘分析、运营服务。另外，保险业也深度进入健康管理行业，广泛开展"健康险+医疗"的融合业务，并且抢先一步推出了可市场化运用的"健康险+健康管理+医疗服务"结合的APP应用（"平安健康""众安保险"等）。

综上，目前健康产业群雄并起，市场建设如火如荼，然而，国内健康管理行业与医疗行业之间发展极不协调，不同层级、类型、地区与机构间的健康管理服务内容和质量有较大差异，尚无标准化的行业规范和准则。因此，健康管理中心应从战略层面更加明确"以健康为中心，提供全方位全周期健康服务"为重点，对健康管理机构进行标准化和系统化的工作内涵建设、完善行业规范，建立相关操作规范及服务标准，明确工作目标，对推动和提升健康管理行业和学科建设、发展健康管理的理论和实践研究具有十分重要的意义。

第二节 新形势下护理在健康管理中的作用

一、健康管理服务新形势

随着经济发展和消费结构升级，健康已经成为人民美好生活的基础，群众健康意识不断提升，主动追求健康成为越来越多人的选择，人们不但希望看得上病、看得好病，更希望能够管理好自己的健康，实现不得病、少得病，因此对健康咨询、健康体检、健康评估、健康指导、健康促进等健康管理服务的需求快速增长。

我国居民面临的健康问题和健康风险因素是健康管理服务的现实导向。首先，我国老年人口占世界老年人口的20%以上，且以每年600万人（3.3%）的增速上涨，远高于总人口0.66%的年均增长速度。老年健康管理服务和健康老龄化需求凸显。其次，我国居民的不健康行为生活方式较为普遍，不良饮食习惯、吸烟、过量饮酒、体力活动不足等问题突出。2020年，50%以上的成年人超重或肥胖，成年居民超重率由2012年的30.1%上升至2020年的34.3%，肥胖率由11.9%上升至16.4%。2020年，我国现有吸烟人数 3 亿以上，饮酒人群比例为 33.8%，过量饮酒人群高达 26%。人口老龄化进展和疾病谱的改变使慢性病越发成为影响我国人民群众健康的主要疾病，其增长和蔓延势头不容小觑。《全国第六次卫生服务统计调查专题报告》显示，心脑血管疾病、糖尿病和癌症等重大慢性病占我国疾病经济负担超 90%，我国 55～64 岁人群慢性病患病率达 48.4%，65 岁及以上老年人发病率达 62.3%。《中国居民营养与慢性病状况报告（2020 年）》显示，2019 年我国因慢性病导致的死亡占总死亡 88.5%。经济合作与发展组织研究预测，如果现状没有任何改变，中国政府在医疗和长期护理方面的支出将会在未来 40 年翻一番。而世界卫生组织研究显示，在影响健康的因素中，生物学因素和卫生服务因素只占很小的比例，人的行为与生活方式、自然与社会环境因素的影响日益突出，属于最主要的可控影响因素。发展实践也表明，"以治病为中心""以医院为主战场"难以解决人的健康问题，同时也不可持续，长此以往必然"制约经济发展，影响社会和谐稳定"。坚持预防为主，推动关口前移，强化健康管理，努力从源头上"减少病人"，才能实现卫生健康系统的可持续发展，才能实现健康与经济社会的良性协调发展。

二、护理在健康管理中的作用

（一）人文关怀的提供者

护理人员是与客户沟通联系最紧密的健康管理工作人员，护理工作贯穿整个健康管理流程。首先，通过护理前的引导、宣教，使患者在检查前更快速、高效地了解准备工作，让患者心中有数，同时也可减轻患者等待过程中的焦躁感。其次，在检查过程中端正服务态度，树立良好的形象，同时注意采样、检查过程中的引导，满足患者隐私保护的需求，识别高危对象及时采取预防性干预措施，也有助于快速帮助患者进入状态，提高检查的配合度。最后，在体检后，满足患者的个性化健康教育需求、心理护理需求。通过为客户提供多维度的、优质的护理服务，个人情绪及心理受到足够的尊重，增强客户的护理感受，使客户充分体会到护理人员的细心、耐心、有效提升客户依从性、忠诚度及满意度。

（二）健康教育的计划者

健康教育是健康管理工作的重要组成部分。近年来人们对健康追求日益提高，体检人员在进行健康体检时希望得到来自护理人员的高质量健康知识教育，护理健康教育不仅涉及集体化健康教育，同时也涉及个体化健康教育，护理人员通过对体检人员进行有针对性地相关知识宣教，在一定程度上提高体检人员对自身了解，增加了体检者对健康知识的认识，使体检者及时发现自身危险因素，引起重视，促进体检者保持健康饮食习惯，保持合理运动锻炼，帮助体检者达到预防疾病、促进健康、维护健康和恢复健康的目的。

（三）学科合作的协调者

健康管理是一门综合性的交叉学科，涉及预防医学、临床医学、护理学、社会科学等领域，其中，循证医学、流行病学、生物统计学、生物信息学、健康促进学（包括心理学、社会学、行为科学等）、运动学和营养学都是与健康管理密切相关的重要学科。护士在工作中需要与有关人员进行联系与协调，维持有效的沟通，使诊断、治疗、护理等工作得以协调进行，保证体检对象获得最适宜的整体医护照顾。

（四）健康文化的创新者

医疗系统正在进行数字化革命，其变化是非常迅速的。健康管理护理人员对体检者需求有着深刻的理解，能够为健康管理工作改进提供更多的想法和支持，尤其是在降低资源浪费、提高工作效率和优化工作流程方面发挥重要作用。美国医疗卫生信息和管理系统协会（HIMSS）指出，数字化医疗系统要求护理人员作为创新者，通过创新能力来解决关键问题。以护理人员为主，推动创新工作，将更好地实现技术进步，打造数字化医疗健康环境。

三、新形势下健康管理护理水平亟待提升

健康管理护理工作是一项涉及多部门及多人员的团体性工作，体检护理工作主要包含体检的多元性、项目多样化、体检者的复杂性、护理技术熟练的重要性、应急反应的准时性、体检质量的重要性和体检服务的全面性七大特点，每个护理人员的任何一个环节的质量缺陷都将影响到整个工作质量。随着健康管理中心的不断创新发展，护理人力需求也日益增加，据统计，每年有约 1 亿的人次进行健康体检，导致医院的体检中心表现出流动性大、护理工作重等特点。在接受体检过程中，受检者对护理工作的需求和体检工作的服务要求不断提高，主要体现在体检质量、体检环境、护理服务和体检效率等方面。

为使体检者得到更加舒适的护理服务，满足其护理需求，加强体检中心的护理管理，完善和优化医院的护理管理行为，提高护理人员护理知识技能水平和专业素质，促进护理工作质量不断提高，进行健康管理专科护士同质化、规范化培训是我们急需解决的问题。国际医疗卫生机构认证联合委员会在同质化管理认证标准中要求，任何医疗区域提供给患者的服务应是同一水平的，同一级别的护理服务提供给相同护理需求的患者。然而，虽然健康管理护理队伍数量急剧增多，但健康管理机构的护理质量管理及护理专业水平学科理论尚在起步阶段。同时健康管理护理与临床护理管理模式有很大差异，不能照搬沿用，护理专科能力建设与提升面临着巨大挑战与机遇。以专业内涵为导向、培养健康管理专科护士，是专科建设和人才队伍建设的必然趋势。《中国护理事业发展规划纲要（2005—2010 年）》中明确指出，要提高护理队伍综合素质，要加强在职继续教育，也要加快专科护士的培养。为进一步响应原国家卫生计生委《全国护理事业发展规划（2016—2020 年）》、四川省卫生计生委《四川省护理事业发展规划（2016—2020 年）》中的加强护士队伍建设、提高护理服务质量、拓展护理服务领域等要求，进一步规范和提升健康管理护理质量与水平，促进健康管理护理学科快速、健康地发展，健康管理护理专科行业规范亟待建立，护理专科能力提升建设迫在眉睫。《中国护理事业发展规划纲要（2016—2020 年）》中明确指出，2018 ～ 2020 年，要选择部分临床急需、相对成熟的专科护理领域，逐步发展专科护士队伍，加大专科护士培训力度，不断提高专科护理水平。

基于此，为充分发挥护理在健康领域的管理作用，中华医学会健康管理学分会于2019 年 10 月批准筹建中华医学会健康管理学分会护理学组，旨在打造专业平台，发展提升慢病管理、居家照护、健康管理护理等重点学科方向。并以专业内涵为导向，加强护士队伍建设，提高护理服务质量，建立同质化行业规范和质量评价标准是大势所趋。

第三节 基于三种模型构建专科护理规范和质量评价标准

在"大卫生大健康"的服务理念框架下，完善护理管理服务体系和标准，提供生命全周期的健康护理服务成为未来护理学发展的指南针。在健康管理全流程中，客户期望感受人性化服务，需要被重视和礼遇，对护理人员沟通应变能力要求高于常规护理专业；专科发展则亟待建立行业规范以及全科素养，对护理人员进行标准化和系统化能力培训，建立行业规范及服务标准，打造属于健康管理专科特色的护理人文。作为基层工作的引领者，我们有责任承担职责与使命，顺势而为，牵头共同制定、修订、讨论出行业规范框架，让健康管理护理人员找到精准的专业定位。

国际医疗卫生机构认证联合委员会在同质化管理认证标准中要求，任何医疗区域提供给患者的服务应保持在同一水平，同级别的护理服务应提供给相同护理需求的患者。健康管理的护理质量应该从满足客户健康需要的角度去定义，而不应该局限于对客户体检活动的服务上，更不能将其简单定义为服务态度的优劣。评价主体应该从护理人员做了什么转向客户实际得到了什么，是否得到更大时间轴上的健康监测与治未病。基于此，我们通过科学可信的理论模型，构建完善健康管理机构护理规范及管理质量评价标准，应用 Delphi 法进行两轮专家函询，并在全国健康管理机构进一步进行实践探究，对评价指标进行增加、修改、删除，最终确立系统、科学、规范的护理规范及管理质量评价体系。

一、基于 SPO 模型制定健康管理机构护理规范及管理质量评价标准

（1）应用 Johns Hopkins 循证实践模型进行健康管理机构护理规范及管理质量评价标准内容证据整合，Johns Hopkins 循证实践模型中认为专业实践、教育、研究等三角关系中证据是核心，通过系统评价寻找确立证据，包括明确问题、系统检索文献、对检索出文献进行严格质量评价，最后汇总性分析，奠定研究基础。

（2）质性研究结合 Johns Hopkins 循证实践模型，初步拟定护理规范及管理质量评价标准。在医学研究中，访谈是很重要收集资料方法，应用质性研究中描述性质性研究法对组织成立的护理管理人员、医师、各层级护士、客户等访谈小组进行半结构化访谈，基于 SPO 模型的三个维度进行归纳，初步拟定规范及管理质量评价标准。

（3）科学应用德尔菲法（Delphi Method）构建健康管理机构护理规范及管理质量评价标准，Delphi 法是基于专家意见共识的意见及价值判断方法，对函询专家的质量进行把控，对积极程度、权威程度、协调程度行统计学分析。其中专家权威程度及判断依据见表 1-1，1-2。

应用 Delphi 法进行两轮专家函询，对评价指标标准进行增加、修改、删除，最终构建出的健康管理机构护理规范及管理质量评价标准科学可信。

（4）应用层次分析法对最终构建的健康管理机构护理规范及管理质量评价标准定性数据进行量化处理，计算出各层级项目指标在标准体系中的重要程度，经前两轮的专家函询结果建立层次结构模型，建立判断矩阵，计算出原始权重和组合权重。最终各级指标的 CR < 0.1，使规范及管理质量评价标准的各级指标权重设置更加客观真实。

表 1-1　熟悉程度自评表

熟悉程度	很熟悉	较熟悉	熟悉	不太熟悉	不熟悉
分值	0.9	0.7	0.5	0.3	0.1

表 1-2　指标判断依据赋值

判断依据	专家对判断依据影响程度的赋值		
	大	中	小
实践经验	0.5	0.4	0.3
理论分析	0.3	0.2	0.1
参考国内外文献	0.1	0.1	0.1
直观感觉	0.1	0.1	0.1

（5）护理管理者将基于 SPO 模型建立的规范及管理质量评价标准应用于实践当中，但出于对客户满意度和回访率等护理服务质量的考虑，仍然需要护理管理整体进行全面定义，因此将 Kano 模型应用于其标准当中，对健康管理中心大规模客户进行 Kano 问卷填写并回收分析，应用 Kano 模型的 Better-Worse 系数，对满意度与回访率影响程度重新赋值，最大限度提升服务质量和满意度，为护理质量评价提供保障和支撑。

二、构建模型甄选确定

（1）Johns Hopkins 循证实践模型中认为，专业实践、教育、研究等三角关系中，核心内容是证据，包括来自研究证据和非研究证据，该平衡关系受到内部组织、外部环境因素影响，这些因素可能会提高或者限制因素实施，循证实践包括三个环节：实践问题、证据、转换，区别简单的文献回顾和头脑风暴，更具科学性。

（2）SPO 模型由美国医疗质量管理之父 Donabedian 于 1996 年在《医疗服务质量评价》中首次推出，并确定了可用于评估医疗服务质量的三个维度：结构（structure，S）、过程（process，P）和结果（outcome，O）。S 是指服务的提供者所使用的工具与资源，一般指医疗机构中组织机构、诊疗范围及项目、总床数、人力资源配置等；P 是医疗者内部、医务人员和患者之间的一系列活动，如各类制度流程、诊疗路径、措施督查、培训考核等；O 由先前的健康导致患者目前和未来的健康变化，也称作医疗机构终末质量，包括受检者量、手术量、住院率、发病率、医院感染率、死亡率等，SPO 模型是常用于全面评价管理对象医疗卫生服务质量的经典模型。

（3）Kano 模型（Kano Model）又称作狩野模型，在 1984 年由日本著名管控专家狩野纪昭（Noriaki Kano）提出，是一套典型的需求分析理论。根据 Kano 模型的原理，客户在体验服务时，对于不同类型的需求并不会给予相同的关注程度。因此，必须差别化地对待不同类型的客户需求。根据不同 Kano 类别需求的特点，进而对初始的需求层次模型进行修正，以使其更好更精准地与客户的需求相匹配。这样既可以较好地提高客户满意度，又可以在成本一定的情况下，最大限度地利用资源开展精细化的服务策略。同时，Kano 模型中各项服务质量属性均可随时间推移而变化，如最初的魅力需求将因为逐渐适应和习惯而转变为期望需求，并最终演变为必备需求。Kano 模型能够对用户需求做出有效分类和优先级排序，通过分析用户满意度受用户需求影响的强弱，找出关键质量要素，提高客户满意度。

三、实证研究

（1）从实际工作经验出发，编制《健康管理专科护士规范化培训教材》于 2021 年 7 月出版发行，详细从健康管理中心护理基础、护理质量控制、管理等相关专科工作内容及操作规范、实用技术等进行归纳总结，整理出相关理论和实践标准，为护理规范和质量评价的制定提供理论依据。

（2）2021 年 6 月至 2022 年 6 月成功举办两届全国健康管理专科护士培训，作为国内首届系统、规范化的专科能力培训班，累计招收来自全国 131 家医院的学员，进一步将健康管理专科护理规范及质量评价标准进行实践应用，让专科护理规范及质量评价标准真正落地。

将规范及质量评价标准对标职称评价指标要求，让工作量与质控考核挂钩，不仅能解决健康管理护理学科的专业技术问题，还能有效推动相关健康管理护理适宜技术开展，以系统、科学、规范的评价体系带动护理人才队伍建设。

第二章　健康管理中心护理管理制度及工作职责

第一节　健康管理中心护理管理制度

一、护理工作制度

（一）员工休假暂行规定

1. 年休假

（1）截止到当年 11 月 30 日，员工累计工作年限已满 1 年不满 10 年的，年休假 5 天；已满 10 年不满 20 年的，年休假 10 天；已满 20 年的，年休假 15 天，以人力资源部登记为准。

（2）国家规定的法定假日、休息日、探亲假、婚丧假、产假的假期，不计入年休假的假期。

（3）年休假需服从科室工作安排，按照标准程序进行。

（4）如遇特殊情况，遵照医院制定的相关标准执行。

2. 计划生育假

（1）婚假、产假、哺乳假按医院制定的相关标准执行。

（2）女员工怀孕期间，科室不再安排重体力劳动和接触有毒有害物质，对怀孕七个月以上的女员工，科室不得延长劳动时间。

3. 病事假

（1）病假需经专科医师出具病情诊断证明，并个人提交科室请假条，由部门负责人审批后交行政科秘书存档。

（2）员工事假 2 天及以上由科主任批准，员工事假 1 天由护士长批准。

（3）员工的直系亲属（父母、配偶、子女）、岳父母或公婆死亡时，由科主任批准丧假。

（二）健康体检操作查对制度

1. 检前查对

根据受检者提供的个人身份证或护照，及时将信息录入体检系统并查对。

2. 检中查对

（1）各分科工作人员依照体检指引单核对受检者姓名、年龄等信息，查对无误后，将受检者体检表扫描进入体检系统检查界面，嘱受检者做好检查准备。

（2）测得数据及时填写或上传，并再次与仪器所测数据核对，以确保准确无误。

3. 检后查对

（1）受检者体检完成，查对确认体检项目全部完成后，回收指引单。

（2）在报告管理环节（包括整理、录入、打印装订、入柜、发放）认真查对体检报告的个人信息及报告是否完整，查对人员需在每个环节完成后系统签字确认。

（三）院感管理制度

1. 院感的预防与控制

（1）严格执行对医疗器械、器具的消毒工作技术规范。

（2）保证本科室人员手卫生、诊疗环境卫生、严格无菌操作技术和职业安全防护工作，降低医院感染的危险因素。

（3）严格执行隔离技术规范，根据病原体传播途径，采取相应的隔离措施。

（4）建立健康管理学科（含健康体检）医院感染病例诊断、登记、报告制度，及时发现医院感染病例，分析感染源、感染途径，采取控制措施。

（5）本科室发生医院感染流行或者暴发时，应当及时进行流行病学调查，查找感染源、感染途径、感染因素，采取控制措施，防止感染范围的扩大。

（6）本科室发生法定传染病的医院感染，须按照《传染病防治法》的规定及上报流程进行管理、上报。

2. 人员培训

（1）制订并实施健康管理学科（含健康体检）工作人员有关医院感染预防与控制的培训计划，提高工作人员对医院感染预防与控制工作的认识。

（2）进行相关法律法规、工作规范和标准、专业技术知识的培训。

（3）掌握并落实与本职工作相关的医院感染管理规章制度、工作规范和要求。掌握有关预防和控制医院感染的基础卫生学和消毒隔离知识，并在工作中正确运用。

（4）建立医院感染管理人员岗位规范化培训制度，加强继续教育，提高医院感染管理人员的业务技术水平。

3. 标准预防

（1）针对医院所有患者和医务人员采取统一的预防感染措施。

（2）根据预期可能的暴露选用手套、隔离衣、口罩、护目镜或防护面屏以及安全注射。

（3）穿戴合适的防护用品处理患者环境中污染的物品与医疗器械。

（4）标准预防八大具体措施：①手卫生。②评估暴露风险并使用个人防护用品。③呼吸卫生 / 咳嗽礼仪。④预防针刺伤及其他锐器伤。⑤医疗废物的处理。⑥器械清洗消毒。⑦环境卫生清洁。⑧织物清洗。

4. 无菌操作制度

（1）无菌技术：无菌技术是指在执行医疗护理操作的过程中，防止一切微生物侵入机体或传播给他人和保持无菌物品及无菌区域不被污染的操作技术和管理方法。

（2）操作原则：①环境清洁，进行无菌技术操作前停止清扫地面等工作，避免不必要的人群流动，并进行紫外线照射消毒。②进行无菌操作前衣帽穿戴要整洁，口罩须遮住口鼻，必要时穿好无菌衣，带好无菌手套。③无菌物品与非无菌物品应分别放置，从无菌容器中取出的物品，不可放回无菌容器内。④无菌物品必须存放于无菌包或无菌容器内，并按日期先后顺序排放使用。⑤取无菌物时，操作者不可触及无菌物品或跨越无菌区域。⑥一物一人，以免发生交叉感染。

（3）基本操作：①无菌持物钳（镊）的使用。②无菌持物钳（镊）的存放方法。③无菌容器的使用。④取用无菌溶液前要认真核对药名、剂量、浓度、有效期并检查瓶盖有无松动、瓶子有无裂缝、溶液的澄清度等。⑤使用无菌包。⑥铺无菌盘。⑦戴脱无菌手套。

5. 消毒隔离制度

（1）健康体检区域布局合理，环境整洁，通风良好，达到《医院消毒卫生标准》中的规定要求，健康体检人群与就医人员分开，遇到污染时及时做好清洁消毒工作。

（2）认真执行无菌操作流程和消毒技术规范等，每日做好各种物品、仪器等的清洁擦拭或者消毒，并且进行相应记录。

（3）认真执行手卫生制度，掌握洗手及手消毒指征，手卫生知识知晓率为100%，七步洗手法正确率为100%，洗手液及快速手消毒剂应标明开启时间和结束时间。

（4）采血室每日清洁，采血前后做好通风及物体表面清洁消毒，且做到一人一针一带一巾。

（5）所使用的消毒器械应当符合国家有关规定，一次性使用的医疗物品不得重复使用。

（6）样本运送按照生物安全管理的有关要求执行，密闭运送。

6. 医疗废物管理制度

（1）对医疗废物收集桶，使用有盖容器，按感染性、损伤性、药物性废物分类标识且定点放置。

（2）科室管理者指定专人负责医疗废物管理，制订医疗废物处理制度流程。

（3）损伤性废物应用利器盒收集，利器盒或医疗废物的垃圾袋满3/4时，应当紧实严密封口。

（4）严禁使用没有医疗废物相关标识的垃圾袋及容器，必要时特别说明。

（四）诊室 7S 管理制度

（1）7S 管理实质：提高工作效率。

（2）核心要素：三定（定点、定量、定容）和三要素（场所、方法、标识）。

（3）管理原则：①对物品分门别类放置，明确数量，有效标识，容易取用，容易归位，使用时不需花费"时间"去寻找，有效缩短准备时间，提高工作效率。②经常梳理工作目标，对流程进行优化，使工作流程省时、合理、高效。③加强制度建设，不断完善制订 7S 管理制度，管理者督查时有据可依，保证各项工作的顺利开展。

（4）内容细则：①墙上物品标准。②文件资料标准。③工作桌椅标准。④办公室标准。⑤设备标准。

（5）7S 质控管理：①设置质控小组进行周期性检查。②设立奖惩制度。

（五）交接班制度

1. 交接班时间

保证各项工作的衔接性，避免工作脱节，掌握当天的工作情况、梳理次日工作流程和重点，每日 17：20 按楼层进行交接班，每周进行一次全科大交班。

2. 交班内容

（1）前台交接当日体检单位名称、参检人数、特殊检查项目、体检环节中存在的问题及隐患、问题反馈，次日工作具体事宜，预约体检人数及团体体检单位、特殊检查项目、VIP体检预约情况、各科室联系情况等。

（2）各分岗位汇报当日的工作情况，工作中存在的问题及隐患，提出整改措施并与相关的部门、科室进行沟通等。

（3）重要阳性结果通知情况。

（4）资料整理，岗位交接，各类客户体检报告整理、发放情况。

（5）当日总检总审的情况，总审过程中发现的问题及隐患，问题反馈、提出防范措施并与相应的科室进行沟通。

（6）设备性能是否完好，各类应急事件的处理情况，传达医院行政部门、会议通知等内容。

3. 交接班管理

各部门应备交接班记录本，详细记录部门的工作情况，定期检查。

（六）设备物资管理制度

1. 仪器设备使用和管理制度

（1）科室仪器设备应建立账册，专人负责，做到财务相符。

（2）每台仪器均应有操作规程，使用时严格按照规定步骤操作。新来或进修人员在未掌握使用方法前，不得独立操作仪器。贵重仪器专人使用，指定专人负责仪器的保养工作。

（3）建立仪器的技术档案（使用说明、线路图、故障及维修记录）。

（4）做好"五防"（防寒、防热、防潮、防尘、防火）工作。

（5）每日清洁仪器外壳，机壳不得有浮灰。

（6）定期清除机内积尘，做到定期保养。

（7）保持诊断室恒温。

（8）每天下班前专人负责检查电源及空调设备。

（9）仪器设备发生故障，应及时向科室主任汇报，同时报告设备科，请工程师及时修理。

2. 物资、诊断室管理制度

（1）科室物资的申领、配发、报损。

（2）科室库房及诊断室的管理，保证干净、整洁。

（3）物资领取需签字备查。

（4）建立物资领用台账，准确、完整地记录入库、出库的记录。

（5）管理各个诊断室仪器，无损、无丢失及出现故障及时报修。

二、安全管理制度

（一）建立层级安全风险管理小组

1. 层级结构

①建立"科主任—护士长—岗位组长—各梯队组员"为基础的层级结构。②按员工综合能力进行岗位分配、层级管理，推行梯队人才队伍建设管理制度，重视对人才的培训，为客户提供专业、高质、完善的健康体检团队。

2. 管理职能分层

①对组员进行分层管理，分为后备组员、核心组员、高年资组员。②建立健康管理中心员工个人档案，将员工的个人信息、职称考试、学历晋升等资料及时更新并动态管理。

3. 分层使用

①各梯队组员合理配置，分层使用。②按岗位及能力不同设置各梯队组员、岗位组长、质控组长等。③每位员工应具备应急处理体检过程中突发病况及突发事件能力、良好的沟通交流能力、应变协调能力、健康管理相关知识牢固掌握与充分应用能力、院感与消防安全知识能力，再分层级由浅度至深度地进行培训。

（二）建立各类突发事件的应急流程

（1）建立呼吸心脏骤停应急处理流程。

（2）建立低血糖应急处理流程。

（3）建立心血管意外应急处理流程。

（4）建立跌倒外伤应急处理流程。

（5）建立晕血晕针应急处理流程。

（6）建立呼吸道异物应急处理流程。

（7）建立停水、停电应急处理流程。

（8）建立信息系统故障应急处理流程。

（三）建立标识管理制度

（1）环境中可能存在不安全因素时需要警示标志时，应设置相关警示标志。

（2）警示标志设置牢固后，不应有造成人体任何伤害的潜在危险。

（3）警示标志的正面或者临近，不得有妨碍视线的固定障碍物，并尽量避免被其他临时性物体遮挡。

（四）建立抢救车管理制度

（1）抢救车内物品、药品等做到"五定、三无、二及时、一专"。①五定：定数量，定品种，定点放置，定期检查维修，定期消毒更换。②三无：无过期，无变质，无失效。③二及时：及时检查，及时补充。④一专：专人管理。

（2）建立账目，账务相符，无责任性遗失或损坏。

（五）建立受检者隐私保护制度

（1）尽量一受检者一室，检查时须关门或屏风遮挡。

（2）体检系统各账号仅限权限人使用，不得随意告知他人。

（3）工作人员离开工作岗位后应及时退出程序。

（4）受检者在各诊疗室的检查结果须由诊疗室负责人自己录入，不得随意委托他人。

（5）尊重受检者的尊严、文化、宗教背景。

（6）不在公众场合或向无关人员谈论受检者隐私、特殊生活经历等。

（六）信息安全管理制度

（1）对健康管理中心工作人员分配账户、设置账户的使用权限，实行"一人一账户"的制度。

（2）新入职员工需进行信息安全培训后才能上岗。

（3）对转科的人员，应及时将其账户从健康管理中心移除，并转归到对方科室。

（4）对离职的人员，应及终止其所有访问权限，并将其账户删除。

（5）工作人员在离开计算机时，应立即关闭自己的账号，以确保信息安全。

（6）未经授权，任何人员不得私自拷贝客户相关信息，如确需拷贝相关资料，须按流程申请，经审批后使用。

（7）任何人员不得破坏科室的计算机硬件设施设备及软件资料。

（8）每年定期进行信息安全教育培训。

（9）每月定期召开信息安全例会，并记录会议内容，对存在的问题及时整改。

（10）每日对计算机、设备、线路等进行维护并记录。

（11）每日进行安全检查，检查内容包括系统日常运行，系统漏洞和数据备份等情况见表2-1。

表2-1　信息安全检查清单

序号	信息安全检查内容	确认打钩	发现问题	处理意见
1	科室信息安全管理制度健全			
2	科室信息安全责任人职责明确			
3	科室信息安全管理人明确			
4	科室建立安全管理人档案，并报医院信息部门备案			
5	科室信息安全宣传、教育、培训工作定期开展			
6	有客户电子病历拷贝制度、流程			
7	科室信息安全培训记录（新员工入职培训、全员定期培训）完整			
8	定期召开信息安全例会，并记录完整			
9	每日进行安全检查，检查内容包括系统日常运行、系统漏洞和数据备份等情况			
10	每日巡查机房供配电、空调、温湿度控制以及消防等设施，并记录			
11	对信息安全隐患进行记录，安全管理员签字			
12	完成信息安全问题的整改并记录			
13	计算机、设备、线路完好			
14	工作人员离开工位后关闭个人账号			

（12）确保计算机及网络安全产品的采购和使用符合国家相关规定，且符合医院的管理办法。

（13）如遇本科室无法解决的信息系统技术问题，应指定或授权医院专门的部门或人员负责解决，不得私自请用外来的信息技术人员。

（14）健康管理中心在升级智能化系统时，应指定或授权医院专门的部门或人员负责工程实施过程的管理。

（15）在完成新的智能化系统升级时，应进行安全性测试验收。

（16）服务供应商的选择应符合国家和医院的相关规定，并与所选定的服务供应商签订安全相关协议，明确约定相关责任。

（七）完善消防安全管理制度

（1）按有关消防规定配备标准配置消防器材和设施。

（2）建立消防器材和设施台账。

（3）专人每月对消防装置、灭火器逐项检查，过期或损坏的及时补充或更换。

（4）制定消防预案，定期组织火灾预案演练。

三、体检报告管理制度

（一）体检报告整理制度

1. 收齐体检单，不得有遗漏，保证每份报告的完整性

①当日体检完成后，资料人员打印并汇总体检人员名单与体检单，核对是否所有体检单均回收完成。②对于当天未交体检单客户，需当日致电客户核实原因。③收集本科室不能回传的检查报告并做好登记。④核对客户姓名、性别、年龄、体检号。⑤核实缺报告的检查项目与体检单上改日、弃检项目是否一致。

2. 确保手工录入报告的准确性

①核对原始报告与体检单信息是否一致。②做到一项不漏，有问题找原因，积极解决，不拖延报告。③认真查对每一份报告，确保无差错，核对完成后在报告后盖章或签字。④做好差错登记，避免报告遗漏。⑤严格执行报告录入、核对，装订。

3. 确立报告优先级

①急件→健康管理问卷报告→个人体检报告→单位体检报告。②处理报告及时准确，区分清轻重缓急。③注意当日查看有无重疾通知，对该报告做加急处理。④急件专人跟踪处理。

4. 严格遵守职业道德

①对客户报告保密，不外传。②单位输血全套及乙肝单独用信封装订，盖骑缝章。③个人资料柜应严格保管，以保证资料的安全。

5. 做好交接登记

①避免遗漏报告，确保每份报告的完整性，报告整洁无污渍。②检查每份报告上是否有公章及核对人签字或盖章。③公章必须清晰完整，如有缺损需重新打印报告。

（二）体检资料入柜及发放制度

报告分类整理入柜：①在系统确认报告有无胶片并进行分类。②将无胶片报告进行扫描上架、分类入柜。③对有胶片报告进行时间、单位分类交付下一关，进行报告、胶片"一对一"装袋，待收回报告并分类入柜。④对未入柜报告进行查询，确定其为新单位报告或单位剩余零星报告，确保客户检查部位与胶片一致，无遗漏。⑤每日胶片做到当天清理完毕，交接胶片时做好登记并签字确认。⑥及时登记以及放置胶片，避免交接不及时产生不必要的问题。

（三）体检报告邮寄制度

（1）主动为客户提供邮寄体检报告的服务。

（2）邮寄前再次核实体检客户个人信息，确认报告的准确性，避免错发。

（3）报告邮寄：填写快递单→装袋→做好领取登记→逐一致电、短信或QQ告知客户报告已寄出。

（4）健康体检报告收件人应签名确认收到信函。

（四）体检报告领取及委托领取制度

（1）报告领取发放：①单位体检报告领取：联系单位领取报告→核对份数→将报告按部门分类→外包装袋上注明单位名称、部门及份数→打印领取明细→报告装袋→完善领取登记。②单项、飞行员报告领取：核对领取人身份→交付报告→完善领取登记。

（2）异常报告领取：①检中异常报告领取：确实异常项目→核实客户身份打印异常报告→医生签字确认后交予客户。②检后异常报告领取：确实异常项目→核实客户身份打印异常报告。

（3）CT、MR 影像资料领取：①胶片领取：提供登记条码，客户凭条码至自助打印区打印胶片。②电子影像数据领取：本人携带有效证件、新 U 盘至医院信息科进行影像资料领取。

（4）做好领取登记并录入电子表格。

（5）团检分析申请发放：①接收团队办公室申请。②与单位联系人对接，落实咨询讲座形式、主题、时间、地点、到场人数。③对接医生负责人，确认外出医生信息。④将医生信息发送至相应外出单位联系人。⑤咨询讲座完成后，做好回访工作并记录反馈给相关部门。

（五）第三方申请调阅体检资料制度

1. 保险公司及亲属调取

①领取人需携带本人身份证原件、双方身份证复印件、有效委托书（保险公司增加单位介绍信、工作证原件）。②与受检者电话核实确认是否属实。③情况属实，缴费打印。如情况不属实则不予受理。④保存调取资料。

2. 公检法机关调取

①相关工作人员持有效证件及调取函，前往医院纪委办或保卫部登记调取信息。②中心接到纪委办、保卫部通知核实调取人相关信息将所需报告交付调取者，并做登记存档工作。

（六）过期体检报告管理制度

（1）过期体检报告，定期清理入库及销毁。

（2）计算机资料永久保存。

第二节　健康管理中心护士长工作职责

一、拟订计划、制定方案

（1）领会文件精神，把握医院发展方向，在护理部和科主任的领导下，拟订健康管理护理、体检服务工作计划，并制定实施细则。

（2）制订健康管理中心质量管理方案和评价标准。

（3）制订健康管理中心教学计划及规章制度。

（4）拟订院感培训计划。

（5）制订差错事故及不良事件的预防处理方案。

（6）制订突发事件、消防安全的培训及处理方案。

（7）制订投诉处理流程和方案。

（8）拟订科室护理科研计划。

（9）拟订健康管理中心全年工作计划。

（10）对当年的工作完成情况和工作缺陷进行总结。

二、组织工作落实

（1）负责健康管理中心护理人员的思想政治工作，带领全科室护理人员一切行动听党指挥。

（2）督促护理人员严格执行各项规章制度和技术操作规程，遵守劳动纪律，提高护理人员责任心，提升护理服务质量。

（3）负责健康管理中心护理质量管理，组建质控小组，组织质控小组进行质控自查，做好质量评价和改进。

（4）负责指导和管理实习、进修人员，并指定有经验、有教学能力的护士担任教学工作，督导教学质量。

（5）实施教学计划，定期组织健康管理中心护士学习全科护理理论、慢病知识、三基操作、辅助检查配合要点、医疗操作规范，完成培训、考核，让护理人员将理论与操作融入体检服务工作中。

（6）督促护理人员严格执行不良事件及差错事故的预防及管理措施，一旦发生不良事件及差错事故，及时减少并挽回损失，组织科室讨论、学习，查找原因，提出处理和整改意见。

（7）组织消防安全的培训和突发事件的应急演练。

（8）负责处理护理投诉，组织护理人员对护理投诉进行分析、讨论，查找原因，落实整改。

（9）组织落实护理科研计划，带头参加各种科研活动，积极开展新业务、新技术，推动护理科研工作，及时总结护理经验，定期开展质量改进项目，为科室创造良好的科研氛围，编写护理常规、操作规程、健康教育等资料。

（10）运用"7S"管理工具，做好现场管理，维持环境整洁、安静、安全、温馨；负责各类仪器、设备、抢救物品的管理。

（11）完成绩效考核和薪酬分配。

（12）定期召开工作总结会议，收集护理人员的意见和建议，及时总结，改进工作。

三、协调各部门工作

（1）做好健康管理中心与各部门之间以及上下级之间工作的协调，完成上级指令性任务，接待参观、交流、检查等事宜。

（2）根据护理部及科内工作计划，制订健康管理中心具体工作计划并组织实施，做好记录和总结，按要求上报各类报表。

（3）做好应对突发事件及公共事件的准备，配合医院统筹安排，做好院内及科内的护理人员调配。

（4）协助科主任管理科室日常事务，组织落实科室后勤保障工作。

（5）督促检查卫生员做好环境和物品的消毒隔离工作。

（6）督促餐厅做好清洁卫生工作。

第三节　健康管理中心护士工作职责

一、责任护士工作职责

（一）前台护士

（1）严格遵守医院和科室规章制度，服从管理人员安排。

（2）提前核实当日参加体检医生安排。

（3）负责通知各科室医生到岗体检。

（4）负责团队体检备单，确保备单内容（包括体检项目、单位信息）准确无误。

（5）负责体检单位加项记账，须经体检单位相关负责人同意方能记账，记账须详细登记加项人员姓名、所加项目，并报财务结算。

（6）负责为个人体检客户加项，开具收费单，收回缴费发票。

（7）负责核对客户身份证信息，照相登记，打印体检指引单，登记信息准确无误。

（8）维持前台秩序，合理疏导体检客户，优化体检流程。

（9）负责解答体检客户的提问，做到热情、周到地解决客户需求。

（10）负责回收体检客户交回的"体检指引单"，核对体检客户是否有弃检项目，如有，则须客户签字确认；如体检客户有特殊原因项目未完成，须与做客户做好预约，并在"体检指引单"上记录预约时间。

（11）确保应急体检指引单内容准确无误。

（12）负责保管前台物品（摄像头、墨盒、打印机、条码机、计算机等），建立台账，每日清点，保持前台环境干净整洁。

（二）导检护士

（1）严格遵守医院和科室规章制度，服从管理人员安排。

（2）负责引导受检者完成体检项目。

（3）导检时，快速浏览客户体检项目，向客户介绍体检项目及流程。

（4）导检过程中，与受检者保持交流，了解受检者的需求，保持融洽关系，合理解决受检者之间的检查排序问题。

（5）导检时对受检者的提问给予专业知识回答，并向受检者宣传健康管理知识和服务内容。

（6）在导检过程中，应合理安排体检流程，导检人员之间应互通信息，相互协作，有效分流。

（7）导检完成后，请受检者填写"客户满意度调查表"。

（8）受检者未完成的体检项目，导检人员应与受检者协商后续检查事宜，在指引单上进行详细登记，并报管理人员备案。

（9）导检结束立即返回，通知管理人员并在"导检工作登记表"上做导检详细记录。

（10）导检工作中如出现意外情况，应立即想办法解决，若遇个人不能处理的情况，应及时向上级客户汇报，共同解决。

（11）负责监督所管通道、诊断室卫生及医生到岗情况。

（12）负责协调分流各诊断室体检人数。

（13）导检服务中不得索取礼物，不得接受任何礼金。

（14）不得擅自离岗，有事须向通道负责人请假或请人替岗。

（15）仪态端庄、语言温和、举止大方、礼仪规范、热情有度。

（三）采血室护士

（1）提前通知当日参加体检采血工作人员，并确认到岗时间，保证采血工作准时开展。

（2）仔细核对客户静脉采血信息，采血管发放准确无误。

（3）在单位入职和公务员录用体检等专项检查时，必须认真核对受检者身份等信息，避免发生替检。

（4）遵循无菌操作原则，采血时一人一针一带一巾。

（5）负责指导客户采血后正确的按压方法及按压时间。

（6）负责采血室良好的检查秩序。

（7）负责体检客户所采标本及时、安全送检。

（8）负责完成相关检测资料（结果）的收集工作。

（9）负责异常结果的记录工作，发现严重异常结果，应第一时间通知重阳组。

（10）负责采血室定期消毒、采血物品提前准备齐全。

（四）超声录入护士

（1）负责体检客户姓名、性别、年龄和超声检查部位的核对工作。

（2）配合超声医生询问体检客户病史，并在"体检指引单"上记录，便于体检医生综合分析、判断。

（3）负责超声医生检查描述、结论的录入工作。

（4）负责与超声医生确认检查的描述和结论。

（5）异常结果在"体检指引单"超声栏内注明，便于报告审核时核对。

（6）协调、灵活处理客户与超声医生的纠纷。

（7）清点当日超声医生到岗时间。

（8）提前准备超声诊断室所用物品，负责每日体检前对超声设备的运行检查、体检中保持整洁。

（五）检后服务

1.检后负责人岗位职责

（1）制订工作计划、具体工作及人力资源的安排协调，负责质量考核管理。

（2）紧密配合科室各部门，加强沟通，为一线人员及各部门提供更多便捷高效的服务。

（3）从全局把握检后业务，处理问题公平、公正，对员工不能解决的问题及时进行沟通和处理。

（4）提升部门员工健康管理专科水平及综合协调处理能力。

（5）根据体检需要制订培训措施，落实岗位服务培训和教学计划，制订岗位参观学习计划。

2. 报告管理员岗位职责

（1）熟练掌握体检报告流程及单位情况，沟通能力强，有亲和力及责任心，工作细心，有较强的服务理念。

（2）负责体检报告的归类、保管和发送工作。

（3）积极配合客户及时便捷领取异常结果报告。

（4）熟练掌握各单位报告的整理环节，高效完成所有体检报告跟踪查询、分类整理任务，确保在规定时间内出齐团队报告并及时通知配合单位领取报告。

（5）做好体检报告的归类、保管，避免体检报告出现污损、皱褶、遗失。

（6）个人体检报告按姓氏归类存放，资料柜应严格保管，以保证资料的安全。

（7）领取个人体检报告时，查对"报告领取单"，并请领取者在"报告领取册"签字确认，同时核对所领取报告是否准确，避免错发。

（8）团队体检报告应按单位名称归类存放，登记扫描，存放整齐有序。

（9）团队报告领取时应履行"团队报告领取"签认程序，注明领取报告的份数、时间，扫描更新签发状态，同时核对所发送的报告是否准确，避免错发。

（10）负责为不能到现场领取个人体检报告者提供快递服务。

（11）负责为不能到现场领取团队报告单位提供上门或快递服务。

（12）处理各项日常事务，组织落实科室后勤保障工作。

3. 回访、咨询安排与满意度调查员岗位职责

（1）负责汇总单位及个人体检情况。

（2）具备较强的沟通协调能力，对客户和单位的意见及时进行处理并反馈。

（3）对回访、问卷反映的问题进行汇总归类，反馈给各部门，并将需讨论解决的事项送报科室质控小组。

二、质控护士工作职责

1. 质控专家团队岗位职责

（1）质控专家团队由院内专家组成，包括护理、临床、检验等多学科专家，负责对质量管理相关工作进行管理、督导。

（2）负责对各部门开展的业务进行指导、培训。

2. 质控小组长岗位职责

（1）质控小组组长由护士长担任，负责健康管理中心全科护理质量和安全的工作管理。

（2）根据医院质量管理相关文件，制定健康管理中心护理质量管理办法，以及护理质量奖惩制度。

（3）根据医院质量管理部门计划，部署健康管理中心质控安排。

（4）按照健康管理中心质控年计划推进质控工作。

（5）对健康管理中心的全科护理质量和安全进行监督，每月完成对科室的质控督导。

（6）督促每月召开质控会议，对当月质控情况进行总结。

（7）接受医院质控部门的指导和监督。

3. 环节质控组长岗位职责

（1）岗位组长为环节质控组长，根据健康管理中心护理质量管理办法和质控计划推进质量管理工作。

（2）负责对健康管理中心护理质量进行日常监督、指导。

（3）负责安排每月进行随机质控抽查并记录。

（4）负责对健康管理中心护理质量的优劣进行奖惩的统筹协调。

（5）负责每月对健康管理中心护理质量进行检查、评比，收集各小组的质控自查报表，并与质控小组组长讨论确定进入质控工作会的事件。

（6）每月对科室质控典型事件进行全科通报，组织科室讨论、学习，查找原因，将整改意见和处理方案整理后上报质控小组组长。

（7）每月定期组织召开护理组质控工作会，将收到的汇总反馈后，运用 PDCA 的方法，与质控小组组长、质控小组成员集中讨论、解决，并反馈到各个岗位。

（8）定期组织健康管理中心全体护士学习持续质量改进工具以及理论知识。

4. 质控小组成员岗位职责

（1）质控小组成员为各岗位小组长，质控范围包括医院感染、体检现场（流程）设施设备、各护理岗位职责。

（2）负责每周对小组工作开展质控自查，将每周质控问题作为不良事件登记到月中质控总结表。

（3）负责月末填写汇总表，将各小组"护理质量控制自查（抽查、专查）记录"汇总入月质控记录。

（4）每月参与科室质控工作会，根据各岗位调整工作职能及流程，根据会上整理的整改意见和处理方案设定各组周质控目标。

（5）将周质控目标报相应岗位，并协助落实、督查，跟踪改进措施的执行及反馈。

（6）对改进措施进行监督抽查，检查落实情况，纠正不足。

（7）对改进措施进行调研、效果评价，进一步修订岗位 SOP。

（8）接受科室质控组长的抽查与督导。

（9）督促小组成员定期参加质量改进工具及理论知识的学习，提高全员质量改进参与意识。

三、护理教学工作职责

（一）教学护士长岗位职责

（1）根据护理部的教育培训管理制度，制订本科室的临床教学计划及规章制度。

（2）建立教学奖励制度，对优秀带教老师进行鼓励或表彰。

（3）建立学员（实习、进修、专科护士）奖励制度，对优秀学员进行鼓励或表彰。

（4）建立护理人员个人培训档案，定期更新档案内容。

（5）组织安排各项培训工作。

（6）督促培训计划的落实，检查各项培训计划的实施情况，指导教学工作。

（7）有计划地组织护理人员进行业务学习、理论知识培训、操作培训。

（8）定期召开学员会议，了解学员学习情况，及时总结并记录。

（9）定期进行教学质量和效果评价，持续质量改进。

（二）教学组长岗位职责

（1）积极参加科室各项教学任务，协助护士长做好教学管理工作。

（2）协助教学护士长组织安排各项教学活动。

（3）参与培训课程的编排，注重培养学员基本功和独立处理问题的能力。

（4）认真组织培训考核，根据培训结果认定受训人员是否需要再次培训，客观评价学员的学习情况。

（5）记录护理人员各阶段完成的培训及培训考核结果，做好培训、考核原始资料的留痕管理，为护理人员层级和职称晋升提供参考依据。

（6）及时了解学员学习情况并记录，针对存在的问题，及时总结和上报。

（7）定期进行教学质量和效果评价，并持续质量改进。

（三）教学岗位组长岗位职责

（1）重视临床带教工作，注重培养学员独立工作能力，做到放手不放眼，防止发生差错事故。

（2）负责实习计划的执行与完成，并严格要求，经常督促和检查学员工作，及时向教学组长反馈教学情况。

（3）加强自身学习，不断优化教学能力，保证教学质量。

（四）仪器设备、物资管理护士工作职责

（1）负责科室各类设备的登记造册、编号工作。

（2）负责科室设备日常清点工作，制订防盗、防遗失工作措施。

（3）负责科室日常维护工作，定期功能检查，用后终末消毒处理。

（4）负责科室设备故障报修工作。

（5）负责科室新增设备的申报工作。

（6）负责科室新增设备的验收工作。

（7）负责科室旧设备的报废申报工作。

（8）负责体检所需物资的日常保管工作。

（9）负责发放科室各部门所需物资，并登记造册，建立台账。

（10）负责检查所保管物资的有效期、包装是否完好、物品是否破损、是否被污染。

（11）负责对不符合工作需求的物资进行更换。

（12）负责所保管物资的统计、登记台账并定期上报护士长。

（13）负责健康管理中心各诊室的医疗设备、物资耗材、水、电管理工作，处理日常紧急维修、维护。

（14）提前计划科室体检所需耗材并及时申报。

（15）每月配合院感护士对诊室消毒记录的收集并监督消毒工作。

（16）每月诊断室卫生大检查并记录、评选优秀诊室。

（17）定期更换破损标识标牌及凋谢盆栽。

（18）每日下班后巡查诊室是否关灯、关电、关窗，以及诊断床的整理情况。

（19）不定期抽查诊室物品是否在有效期内。

（20）每 2 个月对抽屉物品进行检查，杜绝放置食物。

（21）负责每次科室义诊物品的准备及回收整理。

（五）院感护士工作职责

1. 一级管理小组岗位职责

（1）定期召开健康管理中心医院感染三级人员会议，讨论医院感染监控及消毒隔离落实情况并提出相应的整改措施。

（2）每年至少参加 1 次省级或省级以上的医院感染管理及相关知识的继续教育培训。

（3）若遇紧急突发事件随时召开会议，及时发现并解决有关科室医院感染管理方面的问题。

（4）定期督查科室医院感染二级管理小组工作，指导制订院感防控年度计划。

2. 二级管理小组（监控护士）岗位职责

（1）根据本科室医院感染的特点，参与制定及修订健康管理中心医院感染管理制度，并监督落实。

（2）每年收集科室医院感染三级管理小组的年度计划意见，并与一级管理小组讨论制订年度计划，将最终结果上报至分管领导。

（3）定期汇报健康管理中心医院感染管理工作的落实情况以及存在的问题。

（4）掌握健康管理中心医院感染管理制度，认真执行无菌操作技术、清洁消毒隔离制度及职业防护制度等。

（5）负责本科室消毒灭菌制度、一次性使用无菌医疗用品管理制度、医务人员手卫生制度、健康体检传染病报告制度、医务人员职业安全防护管理制度、医疗废物处置管理制度等的落实，每周至少进行一次院感质量检查，并采取有效防治措施。

（6）每年定期参加医院层面有关医院感染的培训学习，不断提高管理水平。

（7）负责预防与控制医院感染、职业卫生安全防护知识技能的培训，每季度进行一次培训并考核，培训对象包括医生、护士、技术人员、实习生、新入职人员、工勤人员。

（8）对防护服的穿脱操作、接诊新冠等传染病的转运流程进行培训并考核，组织完成接诊新冠等传染病的转运演练。

（9）负责健康管理中心工作人员锐器伤害处理的指导、随访和登记上报工作。

（10）对医院感染散发病例，填写《中华人民共和国传染病报告卡》，上交至医院预防保健科，对法定传染病要根据我国传染病防治法规定时限报告。

（11）一旦发现医院感染的情形，应及时上报主管领导，并配合做好有关工作。

（12）遇突发公共卫生事件发生时，按《突发公共卫生事件应急处置预案》上报医院相关部门，并组织对科内消毒隔离措施的落实。

（13）按照医院感染防控规定，参与健康体检区域布局、流程的设置，每日检查健康管理中心环境、通风，保证周围环境达到《医院消毒卫生标准》中规定的要求，有污染时及时督促清洁人员做好清洁消毒。

（14）对健康管理中心购入消毒药械、一次性使用医疗、卫生用品的相关证明进行审核，并对其存储、使用及用后处理进行监督检查。

（15）对紫外线灯管的清洁、保养进行监督，定期检查消毒供应物品是否在有效期内，消毒是否彻底，定期更换使用中的消毒液。

（16）每半年对使用中的消毒液、空气、物表、工作人员手进行环境卫生学监测，将监测结果以书面形式整理留存，以备检查，如有异常情况及时上报分管领导。

（17）负责《医疗废物院内转移联单》的检查及保管工作。

（18）及时填写医院感染记录登记本。

（19）每季度及时完成院感手消检查记录存档。

（20）每月对诊断室卫生进行大检查并记录，评选优秀诊室。

3. 三级管理小组岗位职责

（1）掌握科室医院感染管理制度，按时参加培训、考核，认真执行消毒制度、一次性使用无菌医疗用品管理制度、医务人员手卫生制度、健康体传染病报告制度、医务人员职业安全防护管理制度、医疗废物处置管理制度等。

（2）按照医院要求进行医院感染的报告，一旦发生可疑医院感染暴发，应及时上报科室医院感染二级管理小组人员，并配合做好相关工作。

（3）负责监督各诊断室的清洁、消毒工作，督促清洁员认真执行工作制度。

（4）负责督促各诊室的医务人员在操作中认真执行手卫生，正确处理医疗用品。

（5）每月收集诊室消毒记录。

（6）掌握防护服的穿脱知识并能熟练操作，掌握接诊传染病的转运知识，定期完成接诊传染病的转运演练。

（六）消防安全员工作职责

（1）协助健康管理中心消防安全责任人进行消防安全管理工作。

（2）协助消防安全责任人制订健康管理中心消防安全值班、巡逻、检查、整改制度，落实消防安全责任定人、物品定点管理制度。

（3）制订符合本科室实际情况的扑灭初期火灾和应急疏散预案。

（4）组织制订健康管理中心消防安全工作计划，实施日常消防安全管理工作，健全科室各项消防安全管理记录。

（5）掌握健康管理中心逃生通道、消火栓、灭火器、报警器、电源总开关的具体位置，以及人员逃生分流方案。

（6）掌握扑灭初期火灾、人员疏散、自救逃生的知识和技能。

（7）负责健康管理中心消防设施、灭火器材、消防安全标志、消防逃生指示灯以及应急照明灯的日常维护管理，保证消防设施设备配置齐全、标识完整、不丢失、不移位。

（8）定期组织进行消防安全检查，加强对重点位置的消防安全巡查，发现火灾隐患等问题及时上报并整改。

（9）加强诊断室内消防安全管理，插线板不过载，不违规使用大功率电器，安全用电，防止电器火灾。

（10）每日巡视诊断室、办公室等是否有擅自变更用途的情况。

（11）加强诊断室内易燃易爆危险品管理，严禁在诊室吸烟和明火作业。

（12）定期巡查科室库房以及其他重要物资的防火安全措施执行情况。

（13）每日巡视健康管理中心安全出口和疏散通道，确保安全出口和疏散通道畅通，不堆砌杂物，保证常闭式防火门关闭严密。

（14）定期组织科室职工开展消防知识、技能的宣传教育和培训，组织对初期火势的控制和应急疏散预案的演练。

（15）对新上岗医护人员、实习生、进修生等进行岗前消防培训，按照"谁使用、谁管理、谁教育、谁培训"原则，达到"四懂、四会"要求。

（16）对需要其他部门协助处理的安全排查等问题，及时与保卫部进行沟通协调。

（17）落实健康管理中心消防安全演练，每年联系保卫处对科室至少进行 1 次消防安全知识和应急演练培训。

（18）积极参加医院"安全生产月"活动，每年参加医院层面组织的消防安全各项活动。

（19）加强与保卫部的沟通联络，发现问题，及时反馈。

（20）做好科室各项消防安全巡视、宣传教育、培训演练记录并存档。

第三章 健康管理中心工作流程及工作方法

第一节 健康管理体检预约流程

一、个人体检预约办理及体检流程
见图 3–1。
二、团队体检预约办理及体检流程
见图 3–2。
三、检前、检中和检后注意事项
（一）检前护理
（1）办理体检时告知受检者当日需携带身份证，以便为受检者有效建立个人体检档案；可携带医保卡备用。

（2）饮食：检查前三天以清淡饮食为宜，勿饮酒，忌高脂、高胆固醇食物，不吃保健品；前一天晚 12：00 时后常规禁食（包括口香糖）、禁饮，但心脏病、高血压、哮喘等慢性疾病受检者应正常服药。着装：体检当天尽量穿纯棉休闲衣服、平底软鞋参检，避免穿戴有金属饰品及印花的衣物，女士建议穿不带钢圈内衣，不穿连衣裙和连裤袜。

（3）怀孕、疑似怀孕者务必提前告知工作人员，禁止做放射线检查（如 DR、乳腺钼靶、X 线骨密度、CT 等）、直肠指检及妇科检查；准备怀孕者禁止做放射线检查（如 DR、乳腺钼靶、X 线骨密度、CT 等）。

（4）采血和上腹部彩超：检查需空腹进行，如需做前列腺、子宫、附件部位检查的受检者，请当天晨起尽量不解小便，如膀胱未充盈，应在抽血和 ^{13}C 呼气试验吹气 2 次后饮白开水，使膀胱充盈后再进行检查。

（5）应避开生理期的检查有：妇科检查、大小便检查、血相关（如卵巢）肿瘤标志物及胃肠镜等检查。

（6）如有肛裂或痔疮急性发作时、怀孕、疑似怀孕、对疼痛较为敏感的受检者，禁止做外科检查。生理期外科直肠指检需生理期结束后再检查。

（7）妇科检查前三天避免同房、阴道上药、冲洗，以保证检查中留取的液基细胞学、阴道分泌物、HPV 等妇科标本化验结果的准确性。

（8）为保证检查结果准确性，避免因金属干扰导致受检者重复扫描检查，在 CT、MRI、DR 检查前请受检者取下一切金属物品，包括金属项链、手机、手表、打火机、钥匙、磁卡、硬币、金属发夹、耳环等，女性 CT 检查前需提前脱下带金属钢圈内衣。

（9）胃镜体检前护理要点。

1）胃镜在上午检查的受检者：检查前一天晚饭后不再吃任何东西，当天早晨禁食、

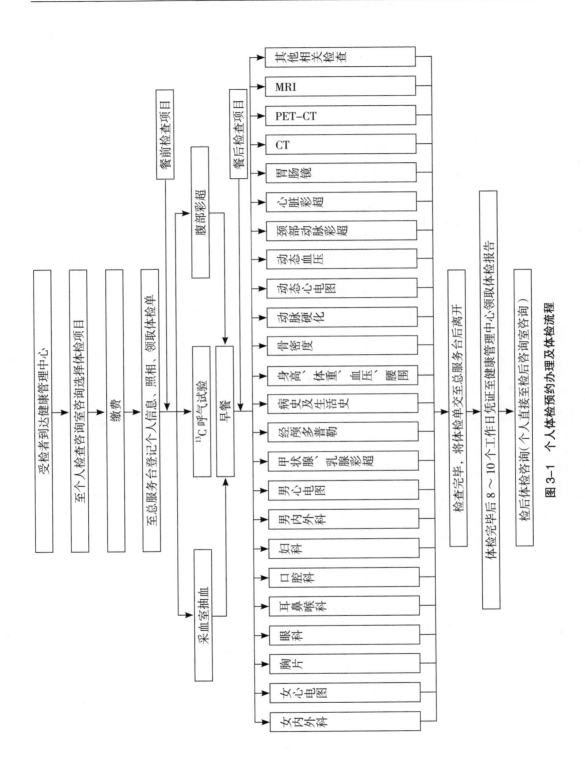

图 3-1 个人体检预约办理及体检流程

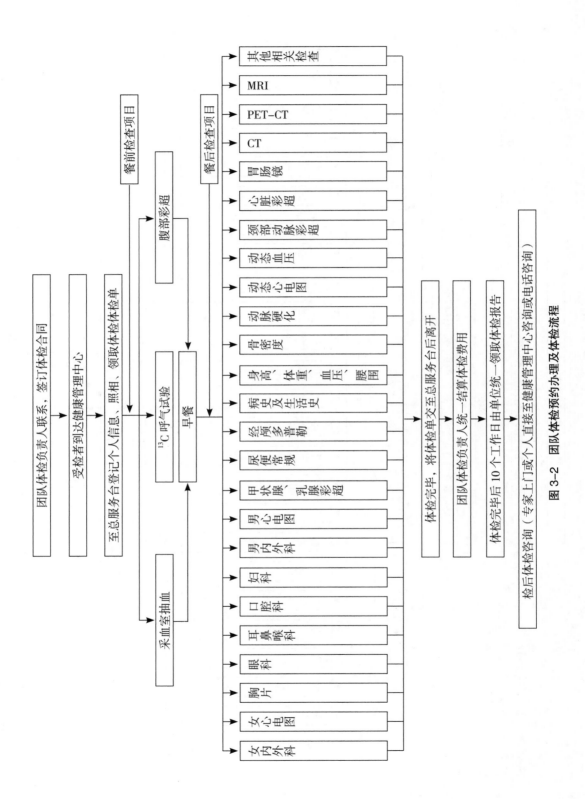

图3-2 团队体检预约办理及体检流程

禁饮。

2）胃镜在下午检查的受检者：早晨 7 点钟前进食稀饭或牛奶后，不再吃饭或喝水直到检查。

3）高血压受检者早晨 5 点吃降压药。

4）糖尿病受检者不用降糖药，可带糖果备用。

5）无痛胃镜检查的受检者需有家属陪同，且 60 岁以上、病情特殊的受检者还需带好相关资料方可检查。

6）检查当日穿宽松衣裤，女性穿平底软鞋。活动假牙及贵重物品请提前取下交家属保管。

（10）肠镜体检前护理要点。

1）检查前 1 天吃无渣饮食（稀饭、面条、蛋糕、牛奶等），禁食大鱼大肉、蔬菜、水果。

2）便秘受检者体检前 2～3 天需无渣饮食，保持大便的通畅。

3）有心脏病、高血压的受检者：可提前用少量水服药。

4）糖尿病受检者检查前由于未进食，暂时不用降糖药，可自备糖果或饼干。

5）肠镜在上午检查的受检者：前一日晚餐需提前进食无渣饮食，并服用洗肠药，服用时尽量边走边喝，解尽大便，直到大便呈清水状，并且禁食禁水前来检查。

6）肠镜在下午检查的受检者：体检当日早上禁食并服用洗肠药，服用时尽量边走边喝，解尽大便，直到大便呈清水，并且禁食禁水前来检查。

7）无痛肠镜检查的受检者需有家属陪同，且 60 岁以上、病情特殊的受检者还需带好相关资料方可检查。

8）检查当日穿宽松衣裤，女性穿平底软鞋。活动假牙及贵重物品请提前取下交家属保管。

（11）疫情期间，^{13}C 呼气试验、耳鼻喉、口腔需根据疫情防控要求提前准备好核酸报告。

（二）检中护理要点

（1）体检单告知：全部体检项目均需受检者完成，任何项目均不能由他人替检，造成的风险、责任以及产生的体检费用均需替检者承担。

（2）空腹项目：采血、^{13}C 呼气试验、上腹部彩超、腹部 CT 检查项目需空腹进行。未做采血和 ^{13}C 呼气试验等空腹检查前禁止饮水，需要膀胱充盈的受检者只能饮白开水。

（3）^{13}C 呼气试验：为保证检查准确性，在此项检查前 1 个月停止服用抗生素、有抗菌作用的中药、铋剂胃药等药物，检查前两周停止服用质子泵抑制剂，检查当天禁食（包括口香糖）、禁饮（包括白水）、禁烟，以保证结果的准确性。

（4）乳腺钼靶：乳腺有假体禁止做乳腺钼靶及乳腺全容积检查。

（5）核磁共振：检查前请将随身饰物及金属物品（如银行卡、钥匙、手机、金属纽扣等）摘除。体内有金属（如金属假牙、支架、钢钉等）禁做磁共振检查。

（6）妇科检查：未婚女性禁做妇科检查，若有性生活史并自愿要求行妇科检查者，须由当事人签字确认；如遇生理期，可预约补做。

（7）外科检查：在肛门指检的过程中，应尽量身体放松并保持正确的姿势，以避免

29

肛门括约肌痉挛引起疼痛。如有肛裂或痔疮急性发作时、怀孕、疑似怀孕、对疼痛较为敏感的受检者，禁止做外科检查。如遇生理期，可预约补做。

（8）24小时动态血压/24小时动态心电图：动态血压/动态心电图检查期间，不得自行将仪器取下，检查中不能洗澡。自动测量血压时需自然将手臂下垂，放松身心。

（9）一般检查：检查前需脱鞋、脱外套，取下手机等厚重物品；测量中手和身体不触碰机身，以保证结果的准确性；测量血压时如有紧张、疼痛等不适，立即停止检查，待受检者觉得呼吸顺畅后再行检查。

（10）X线骨密度/动脉硬化/人体成分分析：检查前请先完成一般检查；X线骨密度检查前请取下戒指，怀孕/疑似怀孕/备孕/义肢禁止做X线骨密度检查；人体成分分析检查前请受检者取下一切金属物品。

（11）餐后2小时血糖：要求食用实验餐，从进食第一口开始计算时间，2小时后测量血糖，在等候的2小时内不能进食，可饮水。

（12）大小便标本：在彩超检查完成后留取小便；留取大便标本时，注意不要与尿液混在一起，尽量选有黏液、脓血或其他异常外观的部分取样。

（三）检后报告处理

（1）体检单回收：提醒受检者体检结束后务必将体检单交回总服务台；如受检者放弃某项检查项目，需在总服务台交回体检单时签字确认。

（2）邮寄报告：主动为受检者提供邮寄体检报告的服务。

（3）报告领取：向受检者交代清楚领取报告的时间、地点、延期领取报告要点等。

（4）报告咨询：提供咨询体检报告的时间、地点或咨询方式。对于单位体检按标准提供医生上门讲座、咨询服务，需告知受检者将需求告知单位联系人，由单位联系人和中心外联人员对接。

（5）体检报销：需要报销体检费用的受检者，总服务台为其提供纸质的收费明细打印。

对任何体检环节不满，可至体检服务办公室投诉或电话投诉。

第二节　各岗位精细化 SOP 流程

一、前台

（一）工作内容

①检查系统是否正常运行。②与各体检岗位对接，做好登记前准备。③提前将体检菜单、人员名单导入体检系统，并仔细进行核对。④提早准备好单位应急菜单。

（二）岗位要求

①保证登记尽量快速，打印体检单前核对信息准确无误，确定是本人登记体检。②登记时要清楚明显备注孕期、哺乳期、备孕、疑似怀孕等特殊情况，标注不能检查的项目。③如有性激素、血流变、OGTT、^{13}C 等特殊检查时，应该详细了解注意事项；如增加特殊项目 MRI、胃肠镜、CT、钼靶等，需提前预约。④增项/退项时是否清楚告知

受检者缴费 / 退费流程。⑤对于所有疑问必须先通过单位联系人核实清楚。⑥核对受检者体检项目是否全部检查完毕（包括是否已将大小便放在卫生间标本柜内、是否用早餐完毕等）。

（三）前台精细化 SOP 管理流程（表 3-1）

表 3-1　前台精细化 SOP 管理流程

工作内容	岗位流程	应急预案	检查方法	岗位要点
检查体检系统、身份证阅读器是否正常运行	凭身份证至个人咨询室→确定体检项目及体检时间→自助缴费→返回咨询室领取体检预约单→完成预约	第一时间通知信息所，调用应急体检表→前台文件→前台资料汇总包→××年应急体检表→搜索→核实→打印→填写信息	保证登记尽量快速，打印体检单前核对信息准确无误，确定是本人登记体检	受检者身份信息核对无误
与各体检岗位对接，做好登记前准备	个人体检：凭身份证、体检预约单 / 缴费单、发票至前台登记→核对金额（入职招工体检必须重新照相）→打印体检单→开始体检	做好解释安抚工作，通知团队办公室做好解释以及核对工作	登记时要清楚明显备注孕期、哺乳期、备孕、疑似怀孕等特殊情况，删掉或标注不能检查的项目	登记信息的准确性
提前将体检菜单、人员名单导入体检系统，并仔细进行核对	团体正检：读取身份证信息→完善受检者信息→打印体检单→开始体检	预约体检 / 当日体检：预先制订应急手工菜单→填写受检者信息→打印应急菜单	如有性激素、血流变、OGTT、^{13}C 等特殊检查时应该详细交代护理要点	指导受检者第一个检查项目
提早准备好单位应急菜单	团体补检（需预约）：读取身份证信息→核对是否提前预约补检→打印体检单→开始体检	团体正检：根据团体项目预先制定应急手工菜单→根据单位所提供体检员工名单核对到检者身份信息→打印应急菜单	对于所有疑问必须先通过团队办公室 / 单位联系人核对清楚	核对受检者体检项目是否全部完毕
	自费：扫描体检号→添加项目→选择"现金"→打印收费单→划价→缴费→备注"已缴费"→收费管理→收费→扫描发票→自动打印增加项目	团体补检：根据团体项目预先制定应急手工菜单→核实是否提前预约补检→根据单位所提供体检员工名单核对到检者身份信息→打印应急菜单	加乙肝项目要求本人签字，增加 MRI 检查前一定要询问受检者有无携带金属、假牙、节育环等	增添项目时是否清楚告知受检者缴费流程
		准确无误地填写受检者信息，便于系统恢复后及时更换体检单	增加特殊项目，如核磁、胃肠镜、CT、钼靶等需提前预约	询问受检者是否早餐完毕

二、采血

（一）工作内容

①工作人员提前到岗，做好准备工作。②指导受检者取号并按序等候采血。③处理特殊情况，如预约补做大小便、重新抽血、公务员等。④收集标本进行分类排序。⑤清理有无漏抽、错抽的情况，便于及时处理，清理手工补检单与检验科做好一对一交接，避免标本遗失。⑥消毒清洁，关闭电源门窗。

（二）岗位要求

①保证采血室良好的检查秩序。②熟练掌握晕针、晕血的应急预案与处理流程。③严格执行查对制度及无菌技术操作原则，采血管发放准确无误，有无替检，绝不允许有错项、漏项，操作人员应语气柔和，消除受检者的紧张感和恐惧感。指导受检者采血后的正确按压方法及按压时间，指导受检者正确留取大小便标本。采集血液标本时应"一人一针一管""一人一垫一带一消"；多管血采集顺序：无添加剂管→血凝管→肝素管→血常规管→血糖管（红→蓝→绿→紫→灰），除红头管，其余管都需在采血后颠倒摇匀5～8次。④与受检者做好解释工作，采血过程中可与受检者交流检查项目意义及目的。⑤未识别的标本采用手工分拣接收的方式处理。⑥做好与检验科的标本交接工作。⑦保持良好的工作环境，卫生、仪器设备干净，定期检查所有物品是否在有效期内。

（三）标本运送

1. 血液标本交接

（1）将体检受检者血液标本进行分类排序整理，整理完后做好登记并及时送检，登记表格见表3-2。

表3-2　血液标本交接登记表

日期	时间	运送人员姓名	红头标本数量	紫头标本数量	绿头标本数量	灰头标本数量	接收人	备注

（2）与接收工作人员再次核对并签字确认。

2. 体液标本交接

（1）指导受检者严格按要求采集大小便标本，检查标本与检验项目是否相符，留取量是否合适，标识是否清晰，容器盖是否盖好，然后进行整理并及时送检，做好交接登记，登记表格见表3-3。

表3-3　大小便标本交接登记表

日期	时间	运送人员姓名	大便标本数量	小便标本数量	接收人	备注

（2）标本及时、安全送达检验实验室。

3. 注意事项

（1）按照《标本转运医院感染防控标准 SOP》要求，工作人员应尽快送往实验室。有特殊情况进行备注处理，做好登记交接。

（2）实行首诊或者首问负责制，负责处理检验项目出现的问题，包括复查、标本重新采集等，保证检验工作的顺利完成。

（3）血液、大小便标本分开放置，避免交叉污染。使用有生物危险标识的专用转运箱，运送过程应防撒、防漏、防传染。

（四）采血精细化 SOP 管理流程（表3-4）

表3-4 采血精细化 SOP 管理流程

工作内容	岗位流程	应急预案	检查方法	岗位要点
开启采血系统设备、计算机、排号机，检查各设备运行是否正常，清点采血医生是否到岗，在采血室门口指导受检者取号，引导受检者进入采血室按序等候采血	采血：取号→相应窗口采血扫描→询问受检者是否晕针/晕血→核对（姓名、采血项目、采血管颜色、采血管数量）→交代正确止血方式	及时联系设备厂家维修人员，通知负责人、前台	检查编号、采血系统，准备用物，检查医生是否到岗	提前通知当日体检参检抽血医生，并核查到岗时间
处理机器故障、晕血晕针受检者、抽血比较困难的受检者等特殊情况，处理预约补做大小便及采血的受检者，处理血凝、血小板聚集、严重脂血等重抽、复查，编公务员/入职双盲号	选择受检者血管(常用肘窝部贵要静脉、肘正中静脉及前臂内侧静脉）→在穿刺部位肢体下放治疗巾（或一次性纸巾）、在静脉穿刺部位上方约6cm处扎止血带，嘱受检者握紧拳头，使静脉充盈显露→消毒穿刺部位，以进针点为中心，消毒范围大于5cm→穿刺针头斜面向上，呈15～30℃角穿刺，见回血后，插入负压真空采血管至所需血量，放松止血带，以采血贴、棉签或棉球压住针孔并拔出针头→嘱受检者伸直手臂，继续压破针孔3～5分钟，勿揉搓针孔处，以免穿刺部位瘀血→标本由专人尽快安全送往实验室。备注：①如需抗凝的血标本要上下轻柔摇匀6～8次，放入采血架后及时安全送检。若一次穿刺失败，重新穿刺需更换部位。②补做、重抽：核对→检验系统签收列表→输入体检号→选择项目→重新签收→粘贴条码→抽血→放置送检	采血设备出现问题：一号窗口排队→核对受检者信息→检验系统打印条码→贴管上→再次核对→窗口采血→核对	核对采血受检者信息、项目、采血管数量，保证采集血液标本"一人一针一筒，一人一垫一带"，对于重抽受检者做好解释工作	仔细核对受检者静脉采血信息，采血管发放准确无误

工作内容	岗位流程	应急预案	检查方法	岗位要点
补充采血管、条码纸，整理当日的全部采血管，进行分类，排序消毒灭菌	公务员体检编双盲：严格三查三对→采血管分红、紫、绿（1.2.3）编号→1个小便杯编1号→核对（身份证）→备份登记→统一窗口采血	体检系统出现问题：手工准备采血及大小便项目→手工编号点排队→核对受检者信息→打印条码→贴管→再次核对→采血室窗口采血→最后核对	整理、清点采血管和大小便标本，检查有无错漏	及时处理因检验科发生的问题报告
核实有无漏抽、错抽的情况，便于及时处理，清理手工补检单，需到检验科打印门诊的单据，避免血液遗失，贴好门诊条码后，与检验科值班人员一对一交接	压脉带：与供应室交接→登记数量、送出时间→签字→记录	及时和当日采血工作人员核实，并及时联系受检者处理		采血室定期消毒、采血物品提前准备好
收集大小便进行分类排序，清理缺号和未抽血受检者，并电话确认受检者弃检/改日检查	整理采血管：收集整齐→项目分类（检验科）→核对→排序→整理；整理大小便：收集整齐→扫描接收→送往检验科→整理			指导受检者正确的按压方法及按压时间

三、超声录入

（一）工作内容

①工作人员提前到岗，做好准备工作。②引导受检者按序等候检查。③做好需要特殊处理的受检者的准备工作。④在检查中态度端正、集中注意力认真与医生配合。⑤当天工作结束时，统计医生工作量并记录医生离岗时间，检查当天报告。⑥整理诊断室，保持干净整洁，关好门窗及水电。

（二）岗位要求

①提前到岗检查设备、系统情况；清点医生到岗情况；仔细核对受检者检查信息及项目，认真完成工作。②耐心做好解释工作，熟悉岗位应急预案处理流程。③确保报告准确性，并与医生诊断内容一致；重大问题及时通知。④协调、灵活处理自身与医生、

受检者，医生与受检者之间的问题。⑤报告选图应清晰，报告准确无误。⑥诊断室定期消毒，遮盖仪器，保持诊室整洁。

（三）超声录入的精细化 SOP 管理流程（表3-5）

表3-5　超声录入的精细化 SOP 管理流程

工作内容	岗位流程	应急预案	检查方法	岗位要点
提前开机，准备当天检查需要的耦合剂、皱纹纸，提前登录账号进入超声系统，记录医生的到岗时间，当受检者进入诊断室后，核对受检者基本信息	受检者进入诊断室→核对受检者信息→询问受检者是否做好准备工作并讲解护理要点→签字盖章→查询受检者往年历史、询问手术史→检查完成→准确的完成报告→统计医生工作量→检查报告	第一时间通知信息所并在前台登记	核对受检者信息	清点到岗情况
询问受检者是否做好准备工作（如膀胱是否充盈），给受检者讲解检查的准备工作，并指引其检查时需要的体位		手工登记受检者信息进行检查	详细告知护理要点（空腹、涨尿、体位）	提前准备超声诊断室所用物品，保持整洁
询问病史，并查询往年的病史，与医生核对受检者的检查部位并在体检单上相应检查项目后签字盖章		可存图在仪器上，待系统修复好后再与医生一同提交报告	查询历史	仔细核对受检者基本信息及检查项目
在与医生配合检查时，录入人员需注意力集中，重复一次医生所述内容。（如采图、数据及单位、部位、结论等），用超声专业术语，完成一份准确无误的报告			与医生做好配合	确保超声报告完整性、与医生诊断内容一致
当前台不再接待受检者时，根据超声系统上未做检查的项目进行清理，清点未做检查的人			报告的准确性	协调、灵活处理受检者与超声医生纠纷
当天体检完成后，统计工作量，并记录医生离岗时间，检查当天报告，收拾整理诊断室			注意保护受检者隐私	

四、影像登记（DR、CT、MRI）

（一）工作内容

①工作人员提前到岗，做好准备工作。②引导受检者按序等候检查。③当天工作结束时，统计工作量。④整理诊断室，保持干净整洁，关好门窗及水电。

（二）岗位要求

①三查七对，核实受检者信息及部位，注意与受检者充分交流。②耐心，细致地回答并解决受检者提出的任何问题。③耐心做好解释工作，熟悉岗位应急预案处理流程。④积极协调，注意分流。⑤核查完毕，登记人员返还受检者体检指引单时，再次核对是否为本人。⑥诊断室定期消毒，遮盖仪器，保持诊室整洁。

（三）影像登记的精细化 SOP 管理流程（表3-6）

表3-6　影像登记的精细化 SOP 管理流程

工作内容	岗位流程	应急预案	检查方法	岗位要点
引导受检者在候诊区依次坐下，并交代检查流程（不佩戴任何饰品；衣服上不能有亮片、金属丝、品牌标识等装饰物；冬季衣服较厚，协助受检者将外套、厚毛衣脱下，剩一件T恤为最佳；建议女性检查时脱去带有钢圈、蕾丝花边的内衣。备孕、怀孕、疑似怀孕、育龄及哺乳期要慎重选择放射检查，检查前应详细咨询。钼钯检查需脱上衣）	受检者进入诊断室→核对受检者信息→询问受检者是否做好准备工作并讲解护理要点→登记盖章→检查完成	系统问题：及时通知信息所进行处理，并向受检者做好解释工作，启动应急预案	核对受检者信息；详细告知护理要点；与受检者交流时的语气、态度良好；防止检查时做错部位；注意保护受检者隐私	操作影像系统的熟练度
拿到体检单，核对受检者基本信息及检查部位		仪器设备问题：及时通知厂家进行处理，带受检者到门诊做检查		登记信息准确度
扫码登记，计算机显示的信息与体检单个人信息确认无误后，打印条码，并在体检单上签字盖章，并再次核对受检者信息，确认无误后，按医生要求的正确姿势进行检查				检前准备工作护理要点的告知
检查结束后，提醒受检者带齐自己的个人物品				影像检查受检者合理分流
体检结束，关闭机器及计算机，遥控板带进机房充电（注意除湿机和风扇需在下午下班前再行关闭）				与受检者解释沟通能力

五、重阳筛查

（一）工作内容

①检查系统是否正常运行。②与各体检岗位对接，做好登记前准备。③提前将体检菜单、人员名单导入体检系统，并仔细进行核对。④提早准备好单位应急菜单。

（二）岗位流程

（1）检验项目筛查：首先打开采血系统登录界面点击→选择查询统计选定→检验结果查询→勾选体检类型并选择覆盖前一工作日日期以便查重→选择仪器临床医学检验中心→开始勾选重要阳性项目。依次输入重要阳性区间值，设定危急值内容后进行筛选→将异常结果导出后进行查重→依次完善相应表格登记并打印异常结果→在报告中单独标注异常结果内容，及时交付医生组工作人员进行评估，下一步通知受检者尽快就诊。

（2）按照流程进行精细化异常报告筛查、登记、打印、通知、回访。为避免报告漏筛及医生更改报告结果造成重复筛查，故重阳组工作人员对报告筛查进行时间、关键词、查重处理后方可交给医生。登录影像诊断系统，筛查时注意三查七对原则→选择设备类型 CT、DR →检查时间（筛查报告日期范围）→具体时间（筛查报告时间范围）→类型（体检）→选择报告描述，熟知重要阳性关键词→选择报告描述 A or B 进行关键词逐字筛查填入重阳表格→通过体检号查询单位名称，填入，打印报告同时填入检查及出报告日期，并通过表格公式进行重复对比，避免重复登记→每天下午五点前将表格保存至内网，打印报告交由医生筛查、登记、通知→异常报告检查核对。

（3）以肺结节回访为例：用物准备齐全→核对受检者信息→拨打电话，礼貌运用开头语告知单位名称（如：您好！我是 ×× 医院健康管理中心工作人员，请问您是 ×× 老师吗？告知回访目的，询问是否方便接听电话后进行下一步的回访，回访内容包括就诊的医院、科室、时间、医生处理意见、以前是否做过 CT，以及吸烟情况（是否吸烟、烟龄、吸哪一类烟、吸烟量平均每周多少天、每天多少支）、环境情况（是否接触粉尘、烟尘、化学 / 放射物质等）、肺部病史（是否得过慢阻肺、肺纤维化、结核、尘肺等）、肿瘤家族史。如回访对象已手术，则需要了解手术医院、手术时间、手术形式及病理结果。询问是否愿意接受下一次回访。礼貌结束回访，完善肺结节回访调查问卷填写，记录回访内容，分类整理并归类。

（4）在本地文件夹内创建每日报表，包含每日通知细则、数量、受检者基本信息、重阳项目、异常值、筛查人员、交付人员、通知人员。每月进行总量汇总统计并存档，以便横向对比数据时参考。

（三）岗位要求

①及时准备无误地进行筛查工作，避免漏筛，每日查重，认真仔细开展各项工作。在完善各项表格信息的登记中，严格执行三查七对，对受检者姓名、性别、体检号、体检日期、重阳指标、异常值等结果——校对，核对无误之后，在 A 类、B 类规定筛查时效之内，尽快交付医生环节进行评估，进一步通知。②做到精细化筛查管理，每日查重并记录时间，避免漏筛错筛，对于医生更改报告后再次核对内容及其通知时间，尤其是

对于关键词严格筛查。③输入关键词时应逐一输入，避免遗漏。完善表格时一定要认真仔细，保证信息准确。④筛选表格格式调好以后，一定要下拉到表格最后，检查有无达到异常通知标准，以免遗漏。⑤输入关键词时应逐一输入，避免遗漏。完善表格时一定要认真仔细，保证信息准确，要防止同名同姓同一时间来体检的受检者信息混淆。⑥熟练掌握肺结节相关知识及健康教育内容。仔细认真核对受检者信息，了解受检者相关信息，掌握沟通技巧。回访工作中做好时间把控。根据实际情况灵活调整回访内容。做好当日肺结节纸质版回访人数与电子版记录人数的核对，避免遗漏。⑦仔细校对每日工作表格并完善所有包含内容信息，不得有任何差错及遗漏，保证信息准确。

（四）重阳筛查精细化 SOP 流程（表 3-7、表 3-8）

表 3-7　重阳筛查配合

岗位流程	工作内容	应急预案
"重阳"分层、标准制定→"重阳"项目及标准→"重阳"确认程序→"重阳"筛选程序→"重阳"通知程序→"重阳"报告领取程序→"重阳"回访程序→"重阳"质控程序	为健康"未雨绸缪"、为疾病"适时而动"、及时无缝处理，保证受检者医疗安全，避免受检者发生意外，对受检者健康体检中发现的具有重要临床意义异常情况，第一时间做出应对	总检再次核实重阳筛选有无遗漏，若有遗漏，应及时告知"重阳"管理组处理，谨防漏通知重阳结果
	体检医师及临床医技人员在发现"重阳"情况时，首先确认操作是否正确、检查设备是否正常，在确认临床及检查过程各环节无异常的情况下（必要时，进行及时复查或申请会诊讨论），才可以将检查结果发出，通知重阳结果受检者尽快领取异常检查结果，及时就诊	科室质控组负责科室"重阳"管理的督查监管，包括有无重阳漏筛、通知率、各环节时效性、回访率等指标，并对存在的问题提出持续改进的具体措施，以防因重阳组工作环节失误造成受检者不可逆伤害

表 3-8　重阳工作重点

重阳分类	重阳标准	重阳筛检	重阳通知	重阳领取
需要立即进行临床有效干预措施或治疗，否则可能危及生命或导致严重不良后果的异常结果	科室质控组评估"重阳"项目及标准的可行性	筛选时间：要求在报告出具 24 小时内筛出，其中对于 A 类结果，需在得到报告后 10 分钟内及时告知通知人员，B 类报告在筛选当天交于通知人员	通知时限：A 类结果需在取得结果后 1 小时内通知，B 类结果需在取得结果 24 小时内通知	检中领取：对于检中筛选出的"重阳"结果，在体检现场进行报告领取。心电图、超声检查均需现场打印单独纸质报告给受检者。临床体格检查检中通知"重阳"结果，由体检医师出具结果给受检者

重阳分类	重阳标准	重阳筛检	重阳通知	重阳领取
需要进一步检查以明确诊断和（或）需要医学治疗的重要异常结果	"重阳"项目及标准，在实际诊疗工作中，如需更改或增减，由科主任组织相关部门讨论，经质控讨论后修订审批	检中筛选：主要针对体检结果在体检现场即可出具的项目，如血压检查、临床体格检查、超声检查、心电图等。体检医务人员需根据"重阳"标准在体检过程中进行筛选，并做好登记	检中通知：对于检中筛选出的"重阳"结果，在体检现场立即通知。一般情况下，"重阳"结果应告知受检者本人，某些特殊情况（如受检者一般状况或心理承受力差等），直接告知受检者本人可能产生不良后果，可告知受检者家属或授权单位联系人。同时做好登记，并在体检单上进行"双签名"（通知医生和受检者均需签名）	检后领取：对于检后筛选出的"重阳"结果，在检后进行报告领取。领取时，体检医务人员应做好"重阳"结果解释及登记工作
		检后筛选：主要针对体检结果在体检后出具的部分项目，如临床检验中心、影像检查等项目。健康管理中心筛选：该类结果多属于"重阳"B类。由健康管理中心检后进行及时筛选，包括临床检验中心、影像科等检后出结果的科室项目	检后通知：对于检后筛选出的"重阳"结果，在检后进行通知。通知的形式一般为电话，若电话不通，可通过短信等方式。一般情况下，"重阳"结果应告知受检者本人，某些特殊情况（如电话号码非本人等），可告知受检者家属或授权单位联系人。通知时做好登记	"重阳"管理员应严格遵守岗位职责，切实做好重阳全程管理工作。"重阳"管理的各环节必须按规定表格进行登记，登记时需逐项、规范、如实填写登记表格。"重阳"登记管理表格应与护理组及医生组共享，便于护理组及总检医师均能实时查看"重阳"的通知处理情况。同时应对"重阳"受检者的资料按加急处理，以便"重阳"受检者在第一时间拿到整本体检资料，便于后续诊断治疗

六、导检

（一）工作内容

①开启智能导检排号系统设备，检查设备运行是否正常。②考核医生到岗情况。③为受检者指引各检查室具体位置，耐心解答受检者提出的问题。④对各科室进行合理分流，指引受检者完成所有项目。⑤巡视体检环境卫生。

（二）岗位要求

①清点医生到岗情况。②导检过程中注意形象管理；不得擅自离岗；服从安排、团结协作；运用导检系统指引受检者效率体检。③合理协调分流各诊断室体检人数。④在导检过程中合理有效地帮助受检者处理问题和巡视现场，合理分流，减少受检者等待时间；主动与受检者沟通，让其有一个轻松愉悦的体检过程。⑤巡视体检环境及诊断室卫生。

（三）导检的精细化 SOP 管理流程（表3-9）

表3-9　导检的精细化 SOP 管理流程

工作内容	岗位流程	应急预案	检查方法	岗位要点
为受检者指引各检查室具体位置，耐心解答受检者提出的问题	受检者持体检表至相关检查室时，导检护士需主动上前询问："您好，请问您要做什么检查呢？"同时快速浏览体检单，并指引到相应检查室	出现系统问题：启动应急方案，同时做好解释工作	在通道导检过程中合理有效地帮助受检者处理问题和巡视现场，合理转移及分配拥堵科室的检查项目，减少受检者等待时间。主动与受检者沟通，让其有一个轻松愉悦的体检过程	监督管辖通道、诊断室卫生、医生到岗情况。合理协调分流各诊断室体检人数。导检过程中形象管理。不得擅自离岗。服从安排、团结协作。指引受检者效率体检
通道守班人员负责指引受检者完成余下未检项目，与前台守班人员进行交接	核对受检者体检项目，空腹项目完成者，可引导至用餐区用餐			
考核医生到岗情况	体检项目比较拥堵的诊断室，通道导检护士应合理转移该项目，尽量使受检者等待时间较短，并进行合理有效地沟通，避免因等待较久造成的投诉			
	涨尿项目完成者，若有标本采集项目，引导其留取标本			
合理分流当天通道拥堵项目，及时系统共享（智能导诊系统）	通道人员必须熟练掌握特殊项目的检查流程及注意事项，如 ^{13}C、肺功能等			

七、报告整理

（一）工作内容

①整理体检资料。②改日项目登记。③影像片打印。④报告汇总及录入。⑤报告核对。⑥资料打印及急件清理。⑦问题报告处理。⑧报告装订。⑨报告发放。⑩单项、公务员、入职、入学受检者报告整理。⑪公务员、入职体检医生提出指标异常时，对应负责人需及时通知体检受检者，并做好解释工作，告知随后流程。

（二）岗位要求

①收齐体检单，不得有遗漏，保证每份报告的完整性；核对受检者姓名、性别、年龄、体检号等；登记外科室检查项目时不得漏项；注意当天查看有无重疾通知，对该报告做加急处理。②核实登记项目与体检单上改日项目是否一致；及时登记以及放置体检单，避免交接不及时产生不必要的问题。③确保受检者检查部位与胶片一致，无遗漏、无多片、无少片、核对受检者个人信息是否有误；每日胶片做到当天清理完毕，交接胶片时做好登记并签字确认。④确保手工录入报告的准确性，核对原始报告与体检单信息是否一致；做到一项不漏，有问题找原因，积极解决，不拖延报告。⑤认真对待每一份报告，确保无差错，核对完成后在报告后盖章或签字；做好差错登记，避免报告遗漏；报告优先级：急件→健康管理问卷报告→个人体检报告→单位体检报告；严格遵守职业道德，对受检者报告保密，不外传；单位输血全套及乙肝单独用信封装订，盖骑缝章。⑥核对受检者信息是否一致；公章必须清晰完整，如有缺损需重打报告；急件专人跟踪处理。⑦处理报告注意及时性、准确性，分清轻重缓急。⑧做好交接登记，避免遗漏报告，确保每本报告的稳固，完整性，报告整洁无污渍；检查每本报告上是否有公章及核对人签字或盖章；个人资料柜应严格保管，以保证资料的安全。⑨再次核实体检受检者个人信息，确认报告的准确性，避免错发。⑩严格执行报告录入、核对、装订。⑪做好核对工作。

（三）资料整理的精细化 SOP 管理流程（表 3-10）

表 3-10 资料整理的精细化 SOP 管理流程

工作类别	工作内容	检查方法	评分标准
整理报告	收集体检单→根据体检单项目打印、收集、整理纸质报告并附在体检单后面→依照相应顺序将纸质报告与体检单装订在一起	收齐当天受检者的体检单，不得有遗漏，并保证每份体检单的完整性	体检单能全部收集齐
初核和扫描	核对纸质报告信息是否正确，纸质报告是否完整齐全，盖章确认。扫描登记已齐全报告，移交电核录入组	报告处理需及时、准确，处理完毕再次核对是否无误	准确扫描体检单全部信息、无遗漏
公务员入职	从前台处接收每日单位公务员入职体检名单，依照名单收集整理报告，登记并移交电核录入组，录入电核完成后，资料移交总检医生（入职报告指定专人总检、总审），需要复查者遵照医生指示，遵循相关规定通知入职受检者本人复查；	单项报告单需妥善保管，单独放置，不得有遗漏、遗失；方便受检者领取时能及时找到；及时出具报告	公务员报告的整理要求

工作类别	工作内容	检查方法	评分标准
公务员入职	门诊复查处理：须指定专人陪同监督就诊全程→指导复查者获取病情证明→病情证明、复查结果与体检资料再次移交总检医生总检、总审，打印装订报告，再次核对报告信息，盖章确认，移交人事资源部相关人员	公务员入职处理应严格遵照相关规定整理完毕	公务员报告的复查及就诊是否专人陪同
改日体检整理	每日定时核查改日受检者是否如约补检。如未按照补检日期参检者，需再次致电受检者，了解其情况，并按相应流程处理	仔细核对受检者信息及检查项目，录入结果	改日体检资料的清理无遗漏
报告处理	接收整理、电核、纸核环节返回的问题报告，做详细登记。根据实际情况做相应处理	保证体检资料齐全，无错误	报告处理是否遗漏
急件清理与处理	从体检服务办获取急件名单，清查未及时出具报告的原因，根据实际情况作相应处理；乙肝及健康管理报告处理：导出每日乙肝、健康管理体检名单单独处理	保证受检者信息报告无错误。系统结果无误快速，并准确处理报告	跟踪报告后续处理进程
清理报告是否及时出具结果	打印乙肝报告→用信封单独密封后再与体检资料一起密封封装→移交检后；健康管理报告：督促医生出具健康管理报告→打印装订成册→与体检资料一起密封封装→移交检后	与下一个环节做好相应的交接工作，不得疏忽	急件报告能否按时出具、乙肝报告是否密封、健康管理项目报告是否遗漏
报告核对	扫描登记每日需核对的体检资料；核对受检者基本信息，报告信息正确与否→核对报告结果正确与否，体检项目有无遗漏、重复，盖章确认；清理出有乙肝、健康管理项目的体检资料，单独核对无误后盖章确认→移交处理环节；有问题的报告将问题详细写在体检单指定位置，并签字→移交处理环节；封装无问题报告（区分CT、核磁、钼靶项目），移交检后；从报告装订组处领取装订成册的体检资料，清点并分发报告，安排第二日核对	根据受检者检查项目，将相应的报告单与对应的体检单装订在一起，需核对受检者的姓名、性别、年龄、体检号、体检日期，并保证报告的有效性（医生签字或盖章为有效报告）、完整性	报告出具按要求、准确、完整
打印影像片子（CT/核磁/钼靶）	导出每日体检名单，根据名单获取相应检查条码；凭条码到打印处打印相应片子，贴条码装袋；核对信息：片子姓名，检查项目部位，条码信息是否正确；将体检资料与影像片子配对，装袋，移交检后	做好资料的保管工作，不得发生资料损坏和遗失	片子清理无遗漏

工作类别	工作内容	检查方法	评分标准
飞行员报告处理	指定专人收集飞行员纸质报告及影像资料，核对信息准确无误，发放报告并做登记		飞行员报告的整理无遗漏

八、物资管理

（一）工作内容

①每月台账详细记录科室耗材出入库及残余库存量。②物资领取（入库与出库），并做好记录。③督促诊断室负责人保持诊断室整洁，无过期物品。④如果有需要后勤保障部处理，打电话通知各分科并处理好。⑤日常固定工作：周一统一各个部门申报计划；周二统一换床，发一次性中单/擦手纸/洗手液；周三和周五固定清点脏白大褂数量，发放日常体检物资耗材和防护用品；周四固定月计划上报、采购流程预定、宣传类物品制作上报、防护物品申领、清点干净白大褂数量及通知领取发放。⑥特殊时期物品提前单独计划、申报领取、入库单与出库单核对，如干部体检、本院职工退休体检、本院职工体检、义诊义检。⑦固定每月月初库房所有库存盘点清理核对台账并记录。⑧日常卫生大检查并通报较差诊断室。⑨日常下班后和节假日做好关电、关门窗检查等工作。⑩印刷物品提前预见报备，保证体检物品耗材正常进行。⑪每月月底固定上报药剂科预计体检一月所需石蜡油、碘伏等。⑫每月月底整理收拾库房，保持库房整洁、物品摆放有序。⑬夏装工作服和冬装工作服更换，接待服、护士服、鞋的更换、领取、发放全部记录在册。⑭更衣室布局调整，更衣柜做到一人一柜，实名使用；新入科实习、进修、专科培训学习学员衣柜的发放安排记录有序。

（二）岗位流程

①入库登记→核算票据→每日出库登记→每日出库核算→月底/月初统一核算库存量→查账盘点。②入库：A.供应室：每周在相应软件上填写申请单→领回科室→入库登记并分类放置；B.药剂科：每月填写申请单→领回科室→入库登记并分类放置；C.库房办公用品：每周填写申请单→领回科室→入库登记并分类放置；D.库房其他物品（包括印刷类、五金器材类、硒鼓申购类等）：填写申请单（或在相应模板填写并下单→通知到货→领回科室→入库登记并分类放置）；E.库房防护物资类：填写申购单并打印→科室负责人签字→交到库房→领回科室→入库登记并分类放置；F.库房其他物品（包括中单、治疗巾、医疗器材等）：每月在相应软件上填写申请单→通知到货→清点货物→入库登记并分类放置；G.特殊物资采购：根据各部门需求登记特殊物资及数量（可附链接及图片）→每周四填写电子申请单（格式符合医院要求）→提交申请给后勤保障部相关负责人→收货（核对订单，确认物资无误）→收货单上签字留底或打收条→医院统一出库单签字留底（后勤保障部）；H.宣传制品采购：根据各部门需求登记宣传制品（可附数量及图片）→填写企业微信标示标牌制作申请（格式符合医院要求）→提交申请后等待各部门负责人审核通过（科室负责人、门诊部、院长办公室、后勤保障部、宣传部、人力资源部）→医院指定厂家现场采集制品样式及尺寸→厂家设计核实→制作→收货（厂家负责安装，确认制品无误，安放位置正确）→再次核实订单→收货单上签字→医

院统一出库单签字留底（后勤保障部）。③每日检查诊断室整洁度，有无过期物品，通道及电梯消毒洗手液是否过期。④统计需要处理的事项→通知相关分科室→处理完成并签字。

（三）岗位要求

①台账账目清晰、出入库票据无遗漏、无差错。②防护物资等所有耗材领取、申报均需打印申请单，受检者签字。③领取地方主要包括：医院库房、消毒供应室、医学装备部、药剂科。④处理各类应急突发事情要及时，无法处理的立即上报。⑤所有预定货物需清点数量才可签字收货，并下货整理，摆放整齐有序。⑥干净白大褂收回时清点数量，及时公布在工作群并告知返回时间。⑦日常回收诊断室消毒记录并清点是否所有诊室齐全。⑧诊室卫生检查公开透明，记录在案。⑨提前预见性准备相应物品，如梅雨季节提前预订一次性雨伞套，维护体检公共环境。

九、检后服务

（一）工作内容

①受检者关系管理与维护。②投诉处理。③质控不良事件处理。④替检处理。⑤满意度调查。⑥报告分类整理入柜。⑦报告领取发放。⑧异常报告领取。⑨检后咨询、讲座安排。⑩团检分析申请发放。⑪非本人（亲属、公检法机关、保险公司）调取报告。

（二）岗位流程

1. 受检者关系管理与维护

①调查分析受检者体检情况。②根据受检者关系 ABC 类原则，将所有体检单位、个人进行归类：A 类：关键受检者，属 8/2 分法则中人均体检额或消费额最高的受检者群；B 类：主要受检者，含忠诚型、蝴蝶型受检者；C 类：普通受检者。③根据归类结果对相应单位、个人进行对应等级服务：A 类配置专属客服专员。④不定期对各等级受检者进行回访，及时了解受检者需求，汇总整理反馈相关部门。⑤针对整改意见对服务做出相应调整。

2. 投诉处理

①受理投诉，填写投诉记录。②安抚受检者调控情绪。③倾听事由，调查分析并理清事实。④与受检者协商解决，得出解决方案。⑤快速落实解决方案。⑥回访受检者是否满意处理结果并对受检者提出的意见表示感谢。⑦记录总结本次投诉事件。

3. 质控不良事件处理

①受理事件，填写记录。②向受检者了解情况。③调查受检者反映情况。④根据调查结果得出结论反馈受检者，如为我方过失立表歉意。⑤与受检者协商解决方案。⑥得出方案尽快实施。⑦回访受检者，再次表示歉意及感谢理解与支持。⑧登记并分析事件原因，上报科室质控小组。

4. 替检处理

①与通道工作人员交接替检受检者信息。②向替检受检者说明体检中心对替检的规定。③与受检者协商解决方案：A. 受检者同意补缴体检费：已检项目根据实际体检人信息按个人体检项目收费开单、出报告，清空原体检号信息记录，被替检者可进行体检；B. 单位同意两人替换替检：新增单位体检名单录入实际受检者信息，继续完成体检。被替检者信息清空，系统设置禁检。④做好登记处理记录，双方当事人签字确认处理

结果。

5. 满意度调查

①现场满意度调查：A. 提前准备当日回访调查纸质问卷、笔；B. 当受检者做完检查或在候检时，请受检者填写调查问卷或手机扫码填写；C. 收集调查问卷，完成统计分析。②电话满意度回访：A. 按照受检者关系 ABC 类原则将受检者名单分类导出；B. 在上午 9：30～11：30、下午 14：00～17：00 对受检者进行电话回访；C. 收集调查问卷，完成统计分析。③将满意度分析结果反馈至相关部门。

第三节　辅助检查操作规范

一、动脉硬化

（一）工作内容

①工作人员提前到岗，做好准备工作。②熟练操作流程并能处理相关应急预案，知晓检查项目意义，能与受检者充分沟通。熟练掌握禁忌人群，并严格执行。③检查报告图片是否上传。④清查当天所有受检者是否已经做完，以防漏检的情况发生。⑤整理诊断室，保持干净整洁，关好门窗及水电。

（二）岗位流程

①先完成一般检查→询问受检者有无禁忌证→嘱受检者平躺→输入受检者体检号→核对本人信息→指引单上确认签字→指引受检者下一个体检项目。②仪器屏上输入受检者的体检号点击"下一页"→受检者的基本信息自动同步到仪器上，与体格检查测量值一样→确认无禁忌证、无数据错误→进入操作界面（禁忌：下肢深部静脉血栓及严重静脉曲张者、有动脉瘤者、孕期妇女、末梢循环不畅、显著的低血压、低体温等测量部位的血流少时、心律不齐发病率高时、袖带安装部位出现急性炎症、化脓性疾病、外伤等情况。）→嘱受检者暴露脚踝手腕，穿着较轻薄的衣服进行检查（注意：若受检者鞋帮高于脚踝需嘱受检者脱鞋检查）→为受检者绑好袖带，上肢袖带软管位于肱二头肌肱动脉向上位置，松紧以可放入两手指为宜；下肢袖带软管位于脚踝内侧向下处，松紧可放入一手指为宜；PCG 安置于胸骨第四肋骨正中或靠左，嘱告知受检者放松，以免心率过快。心电夹左右手分别夹好，点击仪器"下一页"按钮，确认心电图和 PCG 显示"OK"后，再按下"开始"按钮进行检查→操作完成后，查看仪器结果 ABI 值范围是否为 0.9～1.4（若超出该范围排除其他影响因素，需要重新测量，方法同上）。③检查完毕→报告自动上传→后期由医生审核。④计算机登录账户系统，统计查询该项目的检查人数。⑤收拾用物→清洁消毒设备→关机。

（三）岗位要求

①提前到岗，检查设备。②认真核对本人信息，防止替检，操作做到安全、准确、有效。熟悉该项目的检查意义及注意事项，解释工作到位，严格按照正规操作流程，操作熟练，确保检测结果的准确性及可靠性。当 ABI 异常时需排除影响因素后再复查一次，确保报告的准确性。③仔细核对报告信息，保密制度，不讨论，不外传隐私和检查

结果。④确认当天体检受检者已做完该项目再关闭计算机和仪器设备，确保无漏检的情况发生。⑤诊断室定期消毒，遮盖仪器。

二、X 线骨密度

（一）工作内容

①检查各设备运行是否正常。②熟练操作流程，并能处理相关应急预案，知晓检查项目意义，能与受检者充分沟通。熟练掌握禁忌人群，并严格执行。③查看受检者手指健康状况，有无受伤或关节缺失。禁忌证：孕期备孕期或哺乳期不建议进行此项检查。④手指严格按照标准摆放。⑤整理诊断室，保持干净整洁，关好门窗及水电。

（二）岗位流程

①开机 30 秒后主机进行自校准曝光，2 分钟后校准完毕，此时可进行正常检查操作。②在计算机上找到受检者信息的软件，依次扫入或输入受检者基本信息。确认受检者信息，如果输入有误可点击"修改"，按"接受输入的数据"功能键，可进入检查操作窗口→将受检者的非优势手（非常用手）放在手掌支撑台上（嘱受检者取下戒指、手表等），手心朝下，中间的三个手指放入手掌支撑台的凹槽中，手指尽量伸直平贴→当曝光按钮旁指示灯亮起后→按住曝光按钮 1 秒以上→听到提示音并在指示灯熄灭后，松开按钮，曝光照射完成；移开检测手，等待检查结果→屏幕显示手指图像后，确认手指的白色轮廓线是否正确描出第二节指骨。如有异常，点击"排除手指"，按对应编号排除异常手指→按下"查看结果"按钮查看检测结果，然后按照相关程序存入计算机中，以便上传图像。③保持手掌清洁，手指尽量放平靠紧手掌支撑台→保证手指的中间指骨放在虚线框内→手指根部与下虚线框保持 0.5cm 的距离→手指不要盖住中间突起的实线方框→大拇指和小手指不要进入虚线框内。④收拾用物→清洁消毒设备→关机。

（三）岗位要求

①核对受检者信息。②详细告知注意事项，保持手掌清洁，手指尽量放平，靠紧手掌支撑台；做此检查须年满 20 岁，中间 3 根手指健全。③与受检者交流时的语气、态度。④保证报告的准确性、有效性。⑤检查报告图像手指是否完整曝光成功。⑥诊断室定期消毒，遮盖仪器。

三、^{13}C 呼气试验

（一）工作内容

①提前准备 ^{13}C 呼气试验检测用物，检查设备是否运行正常。②根据安排的情况，提前一天准备好足够量的 ^{13}C 检测用物，按照操作流程为受检者进行 ^{13}C 检查。熟练操作流程，并能处理相关应急预案，知晓检查项目意义，能与受检者充分沟通。熟练掌握禁忌人群，并严格执行。

（二）岗位流程

①用物准备→仪器设备检查、系统检查、用物检查。②核对受检者信息→询问禁忌→吹 0 分钟集气袋→用凉饮用水兑尿素 ^{13}C 颗粒 80～100mL→嘱受检者喝试剂、记录时间→嘱受检者注意事项及 30 分钟集气袋的吹气时间→吹 30 分钟集气袋→回收集气袋。③先核对好受检者信息，确保 0 分钟与 30 分钟集气袋是同一个体检受检者；再将 0 分钟 ^{13}C 集气袋与 30 分钟 ^{13}C 集气袋同时接到检测仪器对应接口→上传数据至体检系统。④收拾用物→清洁消毒设备→关机。

（三）岗位要求

①检查系统、设备是否正常运行。②准确告知受检者 ^{13}C 呼气试验检测过程中的相关注意事项。检查前：由工作人员提前告知需做 ^{13}C 呼气试验检测的体检注意事项；A.受检者检查当天早晨禁食、禁饮、禁烟、禁嚼口香糖；B.检查前一个月内不能服用胃药、消炎药以及抗生素类药物；C.检查中：正常呼吸→吹气→吹满集气袋，喝下试剂后，务必告知体检受检者半小时内禁食、禁饮、禁烟、禁嚼口香糖、禁剧烈运动，并提醒受检者调好闹钟，按时吹 30 分钟集气袋，吹好后及时扭紧集气袋盖并交给工作人员。③核对受检者信息，确保上机的数据准确无误。

四、人体成分

（一）工作内容

①检查仪器设备及系统能否正常运行，准备用物；熟练操作流程，并能处理相关应急预案，知晓检查项目意义能与受检者充分沟通；在一分半钟内对人体各个成分进行快速无创且准确的评估。②正确使用人体成分检测设备，并将数据上传至体检系统。③整理诊断室，保持干净整洁，关好门窗及水电。

（二）岗位流程

①扫描体检单→建立受检者档案→核对受检者基本信息。②提醒受检者去掉身上金属物品→指引受检者去鞋袜后站上检测台→先测体重→手握把柄进行体成分检测（全程提醒受检者保持规范站姿）。③正确录入受检者信息后进行检测→检测完毕后正确录入检测结果。④收拾用物→清洁消毒设备→关机。

（三）岗位要求

①提前到岗检查系统、设备是否正常运行。②受检者建档信息准确无误，确保受检者是适宜人群。③核对受检者信息，确保上机的数据准确无误；正确录入体检结果。④诊断室定期消毒，遮盖仪器。

五、内脏脂肪

（一）工作内容

①检查仪器设备及系统能否正常运行，准备用物。②熟练操作流程，并能处理相关应急预案，知晓检查项目意义，能与受检者充分沟通。熟练掌握禁忌人群，并严格执行。③正确使用内脏脂肪面积检测设备，并将数据上传至体检系统。④清查当天所有受检者是否已经做完，以防漏检的情况发生。⑤整理诊断室，保持干净整洁，关好门窗及水电。

（二）岗位流程

①检查设备及系统是否正常运行。②手动录入体检信息，建立受检者档案；提醒受检者去掉身上金属物品，如手机、手表、钥匙等；指引受检者在检测床上平躺并充分暴露腹部。先测腹围，腹围检测完毕后，提醒受检者充分暴露小腿及手臂，并将放有感应片的腰带置于受检者腰部，然后扣紧腰带，夹好手足夹，受检者继续保持平躺位。③正确录入受检者信息后进行检测，检测完毕后正确录入检测结果。④计算机登录账户系统，统计查询该项目的检查人数。⑤收拾用物→清洁消毒设备→关机。

（三）岗位要求

①检查系统、设备是否正常运行。②受检者建档信息准确无误，确保受检者是适宜

人群。③核对受检者信息，确保上机的数据准确无误；正确录入体检结果。④确认当天体检受检者已做完该项目再关闭计算机和仪器设备，确保无漏检的情况发生。⑤诊断室定期消毒，遮盖仪器。

六、超声诊断仪肝纤维化无创诊断

（一）工作内容

①检查仪器设备及系统能否正常运行，准备用物。②熟练操作流程，并能处理相关应急预案，知晓检查项目意义能与受检者充分沟通。③处理肥胖或过于瘦弱和行动不便的受检者等特殊情况。④认真及时核对每日检查人数及报告；发现重大异常结果，及时通知重阳小组人员，现场通知阳性结果。⑤整理诊断室，保持干净整洁，关好门窗及水电。

（二）岗位流程

①核对受检者基本信息→告诉受检者体位摆放→交代下一项检查项目。②点击"新建"按钮，扫描指引单条形码→确认受检者信息无误→点击"确定"键进入超声界面→嘱咐受检者平卧位，双手举过头顶→涂耦合剂于二维超声探头→在受检者腹部进行肝脏定位（剑突向右、向下找到第 7 ～第 9 肋间隙，靠近腋中线位置）→点击"截屏"键采集肝脏图像→涂耦合剂于纤维扫描探头→点击"模式"键，切换至纤维扫描探头→探头垂直对准超声探头确定的肝脏定位→探头接触皮肤后，观察界面压力指示条颜色，压力过大或过小为红色→压力指示条显示绿色时为最佳压力区域，可采集图像→根据 A 超和 M 超判断位置是在准确→在正确的位置上踩下踏板，连续进行 10 次以上测量→得到有效结果→签字盖章→结束检查→清洁探头（备注：若单人每次采集图片超过 30 次，记录在本。）③嘱咐受检者配合呼吸或侧卧位，尽量暴露上腹部。④从体检系统查看项目人数→核实预约及弃检受检者，做好记录→检查报告。⑤收拾用物→清洁消毒设备→关机。

（三）岗位要求

①提前到岗，检查设备。②做好解释工作，耐心安抚受检者，维持排队秩序；年龄、性别、体重、体位有个体差异，检查时尽量避开肋骨狭窄部位；定位准确，尽量避开肝脏囊肿、大血管及肋骨位置；控制采集图片的数量。③报告选图应清晰，成像连贯，保证结果的准确性，减小误差。④诊断室定期消毒，遮盖仪器，保持诊室整洁。

七、一般检查

（一）工作内容

①检查仪器设备及系统能否正常运行，准备用物。②核对受检者指单身份信息，身高体重测量。③三围测量。④血压测量。⑤血糖测量。⑥身高体重和病史询问录入。

（二）岗位流程

①检查仪器设备及系统能否正常运行→引导受检者有序排队→核对受检者基本信息。②受检者面对机身双脚站上测量仪→测量完毕→同时显示身高、体重、BMI 值→测量者离开测量仪→工作人员记录身高体重信息。③受检者身体直立，双腿并拢，保持正常的呼吸状态，臀部处于放松状态→测量腰围：以肚脐为中心水平测量一周→测量臀围：臀部最宽处水平测量一周→测量颈围：经喉结节点水平测量一周。④受检者脱下上衣、毛衣等较厚的衣服→姿势：人坐稳坐直，双脚并拢，腹部位置紧贴桌沿→手臂位置：

手肘必须放到机器的肘垫位置，保持手肘位置与心脏平行→请放松，深呼气 2～3 次，提示受检者测量过程中请勿说话→按下开始键，开始测量，测量结束抽出手臂，记录数据。⑤受检者反复揉搓准备采血的手指，直至血运丰富，用 75% 的酒精消毒指腹，待干→打开血糖仪开关，取一条试纸插入机内，取出试纸后随手就将盖筒盖紧→用血糖针紧挨指腹，按动弹簧开关，针刺指腹，试纸取血，等待血糖结果，指导受检者用棉签按压出血点。⑥核对受检者历史信息→身高体重根据系统一般检查顺序录入→询问饮食、运动情况，吸烟、饮酒史，既往病史，现病史，手术史，过敏史→如有以上情况，如实填写；病史，手术史，过敏史，除登记系统外还应记录在指引单上，由受检者确认签字→如一切正常，则点击保存，小结，审核。

（三）岗位要求

①提前到岗检查仪器设备及系统能否正常运行，准备用物。②要求身高、体重准确无误，记录字迹工整清晰，测量时告知受检者准确的站姿，保证数据的准确性；测量过程中，测量者的身体和头部请勿乱动，怀孕女性不测身高、体重、三围；工作人员需及时记录受检者测量信息（测量仪器显示结果停留时间较短），仪器测量若有误差，更换设备重新测量，并告知受检者抬头挺胸、目视前方；体重指数 BMI：正常：18.5～23；偏瘦：小于 18.5；超重：24～27.9；肥胖：大于 28。③测量工具为以厘米为单位的软尺，测量者应脱去较厚上衣，拿出裤兜里的物品；测量颈围应避免测量到受检者喉结点，产生不适感；记录工作人员应字迹工整清晰；测血压时告知受检者准确的坐姿及手法，测量时勿说话、勿乱动以免影响血压值；如血压超过正常标准，收缩压＞140mmHg，舒张压＞90mmHg，复测一次；如收缩压＞170mmHg，舒张压＞110mmHg，则登记在通知本上交于体检服务部；公务员血压应收缩压≤140mmHg，舒张压≤90mmHg；血压计应定时校对，具体时间地点由医院检验科通知。④分为空腹血糖和餐后血糖，餐后 2 小时是指进食试验餐一个半馒头和一杯白开水，从进食的第一口计时为准，如是随机血糖也应进食普食后等待两小时测定。测定时应尽量测定左手无名指，右手对于受检者不便，结果值应当时告知受检者；血糖仪应定时校对，具体时间地点由医院检验科通知。⑤录入工作人员应先核实受检者姓名，确认无误后再进行询问；核对受检者历史体检信息，若身高、体重、三围与今年误差较大，与受检者核对是否最近减重或增重明显；准确地录入本次体检数据、询问病史并记录；病史录入内脏切除与彩超不符，与彩超核实并和受检者再次确认，要求彩超与病史录入一致；若吸烟史、病史与此次受检者告知不一致，提示受检者是否有吸烟史和病史，如有新增疾病史或手术史情况，应再次确认并签字。

八、眼科录入

（一）工作内容

①检查仪器设备及系统能否正常运行，准备用物；进入体检系统，协助医生按照体检指引单项目完成相关检查。②仔细核对受检者身份信息。③录入检查结果数据。

（二）岗位流程

协助医生为受检者进行视力检查、裂隙灯眼底检查、视觉辨色力检查（需备色盲检查图第 6 版）、眼压检查、眼底检查：打开眼底摄片检查仪，输入受检者身份信息，协助医生检查，录入数据后再次核对。

（三）岗位要求

①工作认真负责，录入数据、检查信息需准确无误，检查数据两次，与医生核对防止差错。②检查前与受检者核实，既往有无眼科病史，是否佩戴隐形眼镜。③协助医生完成相关检查项目，做好沟通和专科知识的指导。

九、妇科录入

（一）工作内容

①检查仪器设备及系统能否正常运行，准备用物。②严格查对受检者身份信息，询问受检者婚姻史，性生活史，是否在月经期，给予检查过程中的温馨提示，协助做好检查前准备。③妇科相应检查项目准确无误，贴好对应标本瓶条码并仔细核对信息。

（二）岗位流程

①登记受检者身份信息。②指导受检者行截石卧位，协助医生进行妇科检查，正确留取标本。③录入检查结果，并与医生两次核对检查结果数据。

（三）岗位要求

①物资准备：治疗盘、治疗巾、检查手套、产科棉签、扩阴器、碘伏、石蜡油、一次性刮宫片、一次性使用标本采集刷、一次性使用拭子、一次性使用宫颈取样毛刷、一次性使用标本采集刷、细胞保存液。②体检结束后，整理用物，补充相关检查的物资耗材。③工作要求细心负责，严格核对受检者信息，务必询问清楚受检者性生活史情况。④严格一人一巾（治疗巾）。

第四章 科学搭建护理质控框架

第一节 护理管理质量评价标准

健康管理机构护理管理质量评价标准（2022 版）见表 4-1。

表 4-1 健康管理机构护理管理质量评价标准

指标	一级项目	二级项目	三级项目	分值
结构指标（S）	人力资源	护理人员人数	至少具有 10 名注册护士	1
		护理人员学历	护士中具有本科及以上学历者 ≥ 40%	1
		护理人员职称	护士中具有中级及以上职称者 ≥ 20%	1
		健康管理专科护士	专科护士的培训合格 ≥ 30%	1
		护理学科建设	参与组建多学科综合团队（MDT）	1
	管理制度	护理体检工作流程	制订护理各岗位工作流程	2
		护理技术操作标准	制订常用技术操作标准	2
		突发事件应急预案	制订突发事件的应急预案	2
	培训考核	护理理论/操作培训	科室内定期召开护理业务学习，并有学习记录，一年不少于 4 次	1
		护理礼仪培训	科室内定期组织礼仪培训，并有培训记录，一年不少于 2 次	1
	设施配备	一站式体检环境	各专业检查室及体检设备满足受检者体检需要	2
		体检区域	每个独立的检查室使用面积不低于 $6m^2$，男宾女宾独立分区	2
		医疗检查设备	医疗检查设备配置符合国家相关要求	2
		便民物资完备	设置与体检人数相适应的候检区、用餐区，提供安全的随身物品存放柜、轮椅、饮用水等	2
		急救物品完备	符合医院急救物品管理要求	2
		体检标识完备	各体检流程标识指引明显、准确	2
		注意事项	体检注意事项告知	2
		特殊体检项目	规范特殊体检项目预约流程	2
		有创/特殊检查	制订有创/特殊检查项目同意书	2
	信息登记	客户实名身份核实	身份信息匹配正确	3
		电子档案	建立受检者电子健康档案并永久保存	2

续表

指标	一级项目	二级项目	三级项目	分值
结构指标（S）		体检结果	体检结果正确录入	3
		现场危急值管理	现场危急值及时复检及通知	2
		客户信息安全	建立受检者信息保护安全制度	2
	护理操作	三基三严	抽查合格	2
		标本采集	采集流程规范正确	3
		标本运送	标本保存得当、运送及时	3
	报告管理	体检报告整理	体检报告完整	3
		体检报告时间	体检报告出具及时	2
		体检报告发放	规范入报告柜、准确发放	3
	安全管理	应急事件处理	有各类突发事件的应急流程	2
		警示标识	正确使用各类警示标识	1
		隐私保护	检查时关门或有遮挡	1
		抢救药品、物品管理	符合"五定"原则	1
	院感管理	体检防护	体检过程中有效落实个人防护	1
		器械消毒灭菌	按《医院诊疗器械消毒灭菌技术规范》要求，进行回收、分类、清洗、保养及灭菌	1
		诊疗室消毒灭菌	有诊室消毒灭菌处理规范	1
		医疗废物处理	医疗废物处理符合医院感染管理控制的要求	1
	质量管理	质控检查	有周期质量管理记录	2
		质控团队	有以科主任、护士长与具备资质的质量控制人员组成的质控小组	1
		客户满意度	有客户满意度调查情况与改进记录	2
		客户回访	有客户回访统计分析与改进记录	2
		质量改进	有运用管理工具开展质量管理与持续改进记录	2
	健康管理	健康指导	为客户提供多种形式的健康指导	3
		健康教育	提供家庭护理相关知识	2
		检后随访	有检后随访记录	3
结局指标（O）	质控相关	投诉/不良事件	有投诉/不良事件整改记录	3
		质控反馈	PDCA 持续改进记录	3
	客户反馈	客户回访	人员配备合理，客户回访开展率≥60%	3
		满意度调查	客户对护理服务满意度≥90%	3

续表

指标	一级项目	二级项目	三级项目	分值
总　分				

检查者：　　　　　　护士长：　　　　　　科护士长：　　　　　　护理部：

注：①满分为 100 分。②不涉及项目不计入分数。③应得总分 = 总分—未涉及项目，实得总分为涉及项目得分总和，得分百分率＝实得总分/应得总分 × 100%。④结局指标分值按照一般符合、符合、完全符合等级计算。

第二节　各岗位质量控制标准

一、前台质量控制标准（表 4-2）

表 4-2　前台护理质控标准

质控人员：　　　　　　质控方式：　　　　　　质控日期：

项目	序号	工作要求及质控标准	分值	得分	原因分析	责任人
工作前准备	1	着装整洁、佩戴工作牌、化淡妆	3			
	2	保持卫生干净、整洁	3			
	3	备齐岗位所需要的物资	3			
	4	提前到岗检查体检系统运行状况，登记前核实采血、彩超等岗位已准备就绪	3			
院感要求	1	酒精、手消等物品在有效期内	3			
	2	检查受检者口罩是否合规	3			
	3	定期对工作台面进行清洁、保持地面、台面整洁	3			
	4	前台区域空气消毒、记录	3			
	5	所有用物严格分类放置	3			
岗位	1	热爱本职工作，遵守医务人员服务守则与工作原则，工作人员必须遵守劳动纪律，坚守工作岗位	3			
	2	服务态度热情礼貌、积极主动、微笑服务、讲普通话，与受检者建立良好的关系	3			
	3	团队备单保证信息准确无误，提前通知体检单位/个人体检时间，检前准备	6			
	4	登记信息无误，首检项目指引，注意事项告知	6			
	5	增项、更改项目准确录入，记账或自费发票准确无误录入	5			
	6	与外联部核实当日参检医生	3			

项目	序号	工作要求及质控标准	分值	得分	原因分析	责任人
岗位	7	指引单回收无误，弃检项目需受检者签字确认	5			
	8	应急方案、应急体检表准备无误	3			
	9	熟悉公务员体检标准，监督当日复查项目，跟进后期复查项目	5			
	10	与导检人员交接VIP受检者	3			
	11	及时发现替检，通知体检服务部或外联部	5			
	12	预约补检流程告知，签字确认	3			
	13	为受检者提供轮椅、充电器、针线盒等常用物品	3			
	14	每日下班后及时关闭电源门窗	2			
注意事项	1	熟悉体检系统故障处理流程，受检者安抚	6			
	2	熟练掌握替检处理流程	6			
	3	熟练掌握跌倒的应急预案与处理流程	6			

二、采血质量控制标准（表4-3）

表4-3　采血护理质控标准

质控人员：　　　　质控方式：　　　　质控日期：

项目	序号	工作要求及质控标准	分值	得分	原因分析	责任人
工作前准备	1	着装准备：穿戴整洁，佩戴工作牌，修剪指甲，洗手，戴医用一次性帽子，医用外科口罩	2			
	2	环境准备：清洁、安静，温湿度适宜，光线充足或有足够的照明	2			
	3	用物准备：止血带、安尔碘、一次性垫纸巾、采血管、一次性无菌采血针、免洗手消毒液、一次性医用橡胶检查手套	2			
	4	设备准备：取号机、智能采血工作站运行状态	2			
院感要求	1	严格按照《医用废弃物处理办法》处理医用垃圾，使用后的针头放入利器盒	3			
	2	每日开窗通风，工作结束后，需对工作台面消毒，用75%酒精擦拭，地面用高效消毒剂进行消毒，保持环境整洁	5			
	3	每日定时用紫外线对空气消毒，消毒时间为30～60分钟。如采血操作时有标本外溅，应及时消毒，保持采血室环境的整洁	5			
	4	所有用物及标本要严格分类放置	5			

项目	序号	工作要求及质控标准	分值	得分	原因分析	责任人
院感要求	5	采血室用物均在有效期内，压脉带定期消毒并做好交接与记录	3			
岗位	1	热爱本职工作，遵守医务人员服务守则与工作原则，工作人员必须遵守劳动纪律	3			
	2	服务态度热情礼貌、积极主动、微笑服务、讲普通话，与服务对象建立良好的关系	5			
	3	认真核对受检者相关信息，采血管发放准确无误	5			
	4	仔细核对受检者静脉采血信息，有无替检，绝不允许有错项、漏项和送错标本的现象发生	10			
	5	保证受检者所采标本及时安全送到检验中心	5			
	6	采集血液标本时应"一人一针一管""一人一垫一带一消"，避免受检者交叉感染	5			
	7	熟练掌握晕血、晕针受检者的处理方法和急救能力，预防不良事件发生	5			
	8	指导受检者正确的按压止血方法及按压时间	2			
	9	检验科反馈有误的标本，能及时做好处理记录	5			
	10	发现危急值结果第一时间通知重阳筛查组，做好记录	3			
	11	每日下班后及时关闭电源门窗	5			
注意事项	1	定期查看无菌物品是否在有效期内，不得有过期物品	6			
	2	严格执行查对制度及无菌技术操作原则	6			
	3	必须熟练掌握采血技能及应急抢救技能	6			

三、超声录入质量控制标准（表4-4）

表4-4　超声录入护理质控标准

质控人员：　　　　　质控方式：　　　　　质控日期：

项目	序号	工作要求及质控标准	分值	得分	原因分析	责任人
工作前准备	1	穿戴整齐、佩戴工作牌，戴帽子、口罩	2			
	2	保持诊室卫生干净、整洁，仪器设备干净，提前检查运行状态	2			

项目	序号	工作要求及质控标准	分值	得分	原因分析	责任人
工作前准备	3	备齐所需要的检查用品（耦合剂、纸）	2			
	4	清点医生是否到岗，并记录到岗时间	2			
院感要求	1	严格按照《医用废弃物处理办法》处理医用垃圾	3			
	2	每日开窗通风，工作结束后，需对工作台面消毒，用75%酒精擦拭，地面用高效消毒剂进行消毒，保持环境整洁	5			
	3	每日定时用紫外线对空气消毒，消毒时间为30～60分钟	5			
	4	超声设备主机、探头、连接线用含量（W/V）0.18%～0.22%季铵盐擦拭	5			
	5	检查用品、免洗手消液均在有效期内，每日填写环境清洁消毒记录	3			
岗位	1	热爱本职工作，遵守医务人员服务守则与工作原则，工作人员必须遵守劳动纪律	3			
	2	服务态度热情礼貌、积极主动、微笑服务、讲普通话，与受检者建立良好的关系	5			
	3	认真核对受检者相关信息、检查项目，做到无替检，检查项目漏检	10			
	4	录入报告准确，与医生诊断内容一致	10			
	5	直接接触受检者的录入床单，应一人一更换	5			
	6	能与受检者及医生进行有效沟通，灵活处理医生与受检者之间的各类问题	10			
	7	发现危急值报告，第一时间打印报告并做好记录，告知受检者及时挂号就诊	5			
	8	每日下班后及时关闭电源门窗	5			
注意事项	1	定期查看诊室用物是否在有效期内，不得有过期物品	6			
	2	熟练掌握超声常用术语，准确记录检中医生口述的报告结论	4			
	3	熟练掌握计算机的应用，打字速度不低于每分钟80字	4			
	4	熟练掌握受检者身体突发情况、系统故障的应急预案与处理流程	4			

四、影像登记（DR、CT、MRI）质量控制标准（表4-5）

表4-5 影像登记（DR、CT、MRI）护理质控标准

质控人员： 质控方式： 质控日期：

项目	序号	工作要求及质控标准	分值	得分	原因分析	责任人
工作前准备	1	穿戴整齐、佩戴工作牌，戴口罩	3			
	2	保持卫生干净、整洁，仪器设备干净、提前检查运行状态	3			
	3	备齐检查所需要的检查用品	2			
	4	提前通知当日体检各医技科室参检医生，并清点到岗时间	3			
院感要求	1	严格按照《医用废弃物处理办法》处理医用垃圾	5			
	2	每日开门通风，工作结束后，需对工作台面消毒，用75%酒精擦拭，地面用高效消毒剂进行消毒，保持环境整洁	5			
	3	每日定时用紫外线对空气消毒，消毒时间为30～60分钟	5			
	4	所有用品严格分类放置	5			
	5	DR、CT、核磁室用品均在有效期内	3			
岗位	1	热爱本职工作，遵守医务人员服务守则与工作原则，工作人员必须遵守劳动纪律	3			
	2	服务态度热情礼貌、积极主动、微笑服务、讲普通话，与服务对象建立良好的关系	5			
	3	机房内不得会客或做与工作无关的事情	5			
	4	仔细核对受检者信息，有无替检，绝不允许有错项、漏项的现象发生	10			
	5	熟练掌握低血糖受检者的处理方法和急救能力，预防不良事件发生	5			
	6	不擅自随意开关设备，实习进修人员必须在带教老师的指导下工作	5			
	7	坚守工作岗位，严禁操作时抽烟、吃东西	5			
	8	发现危急值结果第一时间通知重阳筛查组，及时做好记录	5			
	9	工作期间应注意安全，并保持机器和室内整洁	5			
注意事项	1	定期查看无菌物品是否在有效期内，不得有过期物品	6			

项目	序号	工作要求及质控标准	分值	得分	原因分析	责任人
注意事项	2	下班前要及时正确关机,并关掉相应的电源及门窗	6			
	3	做好必要的登记、记录和交接班工作	6			

五、重阳筛查质量控制标准（表 4-6）

表 4-6 重阳筛查护理质控标准

质控人员:　　　　质控方式:　　　　质控日期:

项目	序号	工作要求及质控标准	分值	得分	原因分析	责任人
工作前准备	1	热爱工作,遵纪守法,定岗定责,不迟到早退,着整洁工作装,佩戴工作牌	2			
	2	保持工作台面卫生干净,仪器设备整洁,提前开机并检查运行状态	2			
	3	打开各相应登记表格,准备开始工作	1			
血象筛查	1	登录体检系统、Lis 系统,熟知各血象重要阳性指标、区间值、危急值	4			
	2	A 类、B 类在相应时效性内尽快交付医生组进行通知	3			
	3	筛选过程中仔细核对受检者基本信息及重要阳性值	2			
	4	打印报告后仔细核对体检号等基本信息并标注重要阳性结果	2			
	5	接收医技科室电话通知危急值时,应重复日期、姓名、性别、年龄、体检号、重阳项目及结果,并登记医技报告人员、记录登记人员、处置结果及处理人员。所有环节均登记工作人员全名,不可登记姓氏或昵称	2			
	6	异常结果进行每日、每月表格汇总,统计相应数据留存	1			
影像筛查	1	受检者在体检中心完成 CT、DR 检查后,督促门诊医生在时效范围内统一完成报告审核	1			
	2	重阳组工作人员按照流程进行精细化异常报告筛查、登记、打印、交付医生、通知、回访	4			
	3	为避免报告漏筛及医生更改报告结果造成重复筛查,故重阳组工作人员按时间、关键词、查重等对报告进行筛查后,方可交给医生	5			

续表

项目	序号	工作要求及质控标准	分值	得分	原因分析	责任人
影像筛查	4	登录东软影像诊断系统，筛查时注意"三查七对"原则	5			
	5	选择设备类型CT、DR→检查时间（筛查报告日期范围）→具体时间（筛查报告时间范围）→类型（体检）	3			
	6	登录体检系统、PACS系统并能熟练操作，熟知重要阳性关键词	3			
	7	选择报告描述A或B，进行关键词逐字筛查，填入重阳表格	3			
	8	按照重要异常CT、DR结果进行筛查	2			
	9	通过体检号查询单位名称填入，打印报告同时填入检查及出报告日期，并通过表格公式进行重复对比，避免重复登记	3			
	10	每天下午17：00点前将表格保存至内网，报告打印交由医生筛查登记通知	2			
	11	所有筛查异常报告均进行检查核对	3			
检中及检后筛查	1	所有报告的汇总和筛查都要注意筛选时间，要求无缝衔接；完善表格时要求各项信息都准确无误	3			
	2	一般检查筛选时，应注意导出表格的处理方法，以免信息弄错	2			
	3	汇总彩超异常结果时，需要查看前一天的最后一个异常结果是否已登记在重阳异常通知表格里，以免复制有遗漏	1			
	4	TCD、心脏、颈动脉彩超筛选时，先导出列表，在结论一栏里查找，逐一输入关键词筛选，避免遗漏	1			
	5	液基筛选时，关键词应在高级搜索里的"结果"中筛选，而非在"描述"中筛选。出现关键词的报告需要填入重阳异常表格并完善表格	1			
	6	出现关键词的报告需要填入重阳异常表格并完善表格信息，完善表格信息时，应注意同姓名、同时间受检者信息的区分，以免医生通知错误	1			
	7	核磁按条件搜索出的报告需要逐一筛选，有关键词的筛选出来，填入重阳异常表格；没有出现关键词但自己不清楚是否通知的报告，也需要筛出来交给医生，由医生决定是否通知	2			

项目	序号	工作要求及质控标准	分值	得分	原因分析	责任人
电话回访	1	服务态度热情礼貌、言语温和、讲普通话，与受检者建立良好的关系	2			
	2	认真核对受检者相关信息，准确无误	2			
	3	灵活处理回访过程中遇到的突发问题	2			
	4	纸质版回访人数与电子记录版人数一致	1			
	5	仔细核对受检者信息，每日工作结束后认真核对回访人数与电子版记录人数是否一致	1			
	6	熟练掌握肺结节相关知识及健康教育内容	2			
	7	熟练掌握仪器故障的应急预案与处理流程	2			
质量控制	1	每天一自查，每周一抽查，每月一考查筛选完整率，避免漏筛查、误筛查、错筛查等情况	8			
	2	每天一自查，每周一抽查，每月一考查通知时效性及通知成功率，避免发生因未能及时通知而耽误受检者第一时间就诊、发生意外等情况	8			
	3	每天一自查，每周一抽查，每月一考查电话回访率，进一步了解受检者诊疗信息及康复情况	8			

六、导检质量控制标准（表4-7）

表4-7 导检护理质控标准

质控人员：　　　　质控方式：　　　　质控日期：

项目	序号	工作要求及质控标准	分值	得分	原因分析	责任人
工作前准备	1	遵守医院及科室各项规章制度（不迟到、不早退、不旷工）	2			
	2	按照科室规定着装整齐、化淡妆、佩戴工牌、讲普通话	2			
	3	检查导检系统及检查设备运行状态、清点医生到岗情况、监督体检环境卫生情况	2			
	4	服务态度热情礼貌、微笑服务	2			
院感要求	1	严格按照《医用废弃物处理办法》处理医用垃圾	5			
	2	每日开窗通风，及时清理通道及诊断室垃圾，地面由用高效消毒剂进行消毒，保持环境整洁	5			
	3	及时将垃圾桶盖盖上	3			
	4	检查通道免洗消毒液的使用日期，避免过期	3			

续表

项目	序号	工作要求及质控标准	分值	得分	原因分析	责任人
岗位	1	热爱本职工作，遵守医务人员服务守则与工作原则，工作人员必须遵守劳动纪律	3			
	2	服务积极主动、微笑服务，与受检者建立良好的关系	5			
	3	运用智能导检系统合理安排体检流程，进行有效分流，指导受检者效率完成体检	5			
	4	了解受检者需求，合理解决受检者之间的检查排序问题	5			
	5	接到受检者体检单时，首先应做到"三查七对"，核实受检者姓名以及受检者下一项检查项目，避免出现体检单错误、项目做错等情况	10			
	6	体检过程中保护受检者隐私	5			
	7	向受检者宣传相关健康管理知识	3			
	8	负责通道及检查室卫生，记录医生出勤情况	3			
	9	负责"受检者满意度调查表"填写工作	3			
	10	熟练掌握跌倒、晕针受检者的处理方法和急救能力，预防不良事件发生	5			
	11	能及时处理纠纷、投诉。若遇个人不能处理的情况，应及时向上级汇报，共同解决	5			
注意事项	1	熟练掌握智能导检系统的运用	6			
	2	导检服务中不得索取礼物，不得接受任何礼金	6			
	3	具备前瞻性思维，对突发事件能灵活应对	6			
	4	熟练掌握晕血、晕针、意外跌倒等的应急预案	6			

七、报告整理质量控制标准（表4-8）

表4-8　报告整理质控标准

质控人员：　　　质控方式：　　　质控日期：

项目	序号	工作要求及质控标准	分值	得分	原因分析	责任人
工作前准备	1	遵守医院及科室各项规章制度（不迟到、不早退、不旷工）、无纠纷、无投诉	2			
	2	按照科室规定着装整齐、化淡妆、讲普通话	2			
	3	服务态度热情礼貌、积极主动、微笑服务	2			
	4	保持整理室卫生干净、整洁	2			

项目	序号	工作要求及质控标准	分值	得分	原因分析	责任人
院感要求	1	有突发公共卫生事件发生时，按《突发公共卫生事件应急处置预案》负责上报及科内消毒、隔离措施工作的组织和落实	5			
	2	每日开窗通风，及时清理工作区域垃圾，地面用高效消毒剂进行消毒	5			
岗位	1	保证资料齐全，无错误	4			
	2	仔细核对受检者信息及检查项目	4			
	3	保证受检者信息、检查报告无错误	5			
	4	与体检服务部交接报告时，注意交接数量是否一致	3			
	5	录入相关报告时，需仔细核对体检单信息、录入内容是否正确，确认报告的准确性	5			
	6	核对时认真仔细，需核对受检者的姓名、性别、年龄、体检号、体检日期，报告内容与录入是否一致	5			
	7	发现重阳，及时通知医生联系受检者，不延误受检者病情	3			
	8	保证报告的有效性，医生签字或盖章为有效报告，保证体检信息、检查报告无错误	5			
	9	与医生交接报告，扫描体检号时备注好日期，及时交付给医生组；做好错误报告登记，方便后续追踪报告	3			
	10	能及时处理因系统发生的问题报告	5			
	11	做好资料的保管工作，不得将受检者资料随意乱放	3			
	12	坚守职业道德，严格为受检者保密其资料内容，严禁他人借阅或泄露受检者隐私	5			
	13	每日下班后及时关闭电源门窗	5			
注意事项	1	收齐指引单，不得有遗漏，保证每份报告的完整性	6			
	2	在规定时间内整理好受检者资料，认真核对好受检者信息，做好资料的保管、交接工作	6			
	3	保证受检者信息的准确性、完整性、保密性	6			
	4	装订成册的报告应整洁并密封，及时交接到下一环节	6			

八、物资管理质量控制标准（表4-9）

表4-9　物资管理护理质控标准

质控人员：　　　　质控方式：　　　　质控日期：

项目	序号	工作要求及质控标准	分值	得分	原因分析	责任人
行为规范	1	遵守规章制度和劳动纪律，无迟到早退	2			
	2	着装符合要求，无破损、无污点、干净、整洁、佩戴工牌	2			
	3	仪表端庄，站、坐和行姿符合要求	2			
	4	微笑服务、文明用语	2			
	5	礼貌待人、善于沟通	2			
物资台账管理	1	物品交换及时、无遗失	3			
	2	清点数量相符	3			
	3	申报、领取、发放体检所需物资，登记造册，并做好盘点工作	3			
	4	定期整理所保管物资的台账统计和呈报工作	3			
	5	物资入库，确保物资的有效性和合规性；陈设规范化，库房清洁整齐	3			
	6	备齐充足的物资，不得发生物资短缺的现象	3			
	7	及时清理库房物品，不得出现过期物资	3			
	8	掌握各类物资的库存状态，确保物资的及时供应和使用	3			
	9	定期清点固定资产物资，及时做好固定资产账册的更新	3			
环境管理	1	每日督促清洁工人清理医疗、生活垃圾，门、窗、餐厅、地面以及洗手间的消毒与清洁	2			
	2	定时更换床单，保持诊断床干净整洁	2			
	3	所有用品及标本严格分类放置	2			
	4	每日整理诊断室办公桌桌面及抽屉，清除与办公无关物品（特别是食物类），保持桌面整洁，做好防鼠工作，诊断室无脏乱现象	3			
	5	定期检查天花板有无鼠洞，空调冷凝水，及时通知水工组修补更换	2			
	6	每日检查彩超机、心电图机是否完好及其他仪器设备处于功能状态，出现故障及时报修	3			

项目	序号	工作要求及质控标准	分值	得分	原因分析	责任人
环境管理	7	每日检查诊断室及公共区域灯管及电路有无故障，及时通知电工组维修更换	2			
	8	每周定期收集工作服送洗并分发	2			
	9	检查室门牌、温馨提示等标识牌是否完好，及时更新，无脏、烂现象	2			
	10	盆栽保持干净，及时清理枯枝残叶，浇水	2			
院感管理	1	按感控要求每日执行空气消毒，擦拭办公用品及仪器设备，月底收集并入册	3			
	2	每日清查无菌物品有无过期，保证无过期、无日期不明等现象	3			
	3	每季度进行一次空气、物表、手卫生、消毒液采样检测	3			
安全管理	1	每日下班前检查电源、空调、门窗关闭情况	2			
	2	科室有水渍（如餐厅、卫生间）的地方和有脚踏的地方，需要做好安全警示牌	3			
	3	节假日期间做好安全检查，休假前一天下午由科室负责人带领物资小组人员检查整个科室的水电气门窗安全隐患，如有不能断电的设备，应告知保安并做好记录	3			
	4	节假日期间，留守班人员做好留守工作：关门、窗、水、电，做好安全检查；上班前提前一天回科室做好准备工作，做好仪器、计算机等设备功能状态及安全检查，并配合信息管理组人员的工作	3			
药品管理	1	常规药品分类放置，陈设规范化	2			
	2	定期检查，确保无变质及过期药品	2			
	3	药品专人负责，上锁管理	2			
联系事务	1	与护理、医技和后勤等部门沟通良好	2			
	2	物资借用和归还工作及时、无误	2			
	3	沟通交流能力强，对外联系服务好	2			
效率、效益标准	1	各项工作有计划、有步骤、有条不紊	2			
	2	各项工作完成及时、无缺陷	2			
	3	无纠纷、无投诉，综合满意率为95%以上	5			

九、检后服务质量控制标准（表 4-10）

表 4-10　检后服务护理质控标准

质控人员：　　　　　质控方式：　　　　　质控日期：

项目	序号	工作要求及质控标准	分值	得分	原因分析	责任人
工作前准备	1	着装整齐、仪表端庄（化淡妆）、佩戴工作牌	4			
	2	负责管理的诊断室区域卫生干净、整洁，仪器设备干净，提前检查运行状态	4			
	3	备齐工作所需物资	4			
	4	打开电源，检查计算机、设备、体检系统是否正常运行	4			
院感要求	1	每日开窗通风，保证办公室空气质量。工作结束后，需对工作台面消毒，用 75% 酒精擦拭，地面用高效消毒剂进行消毒，保持环境整洁	4			
	2	每日定时用紫外线灯对空气消毒，消毒时间为 30 ～ 60 分钟	4			
	3	所用消毒用品均在有效期内，窗口处为受检者备有一次性口罩及手消用品	3			
岗位	1	热爱本职工作，遵守医务人员服务守则与工作原则，工作人员须遵守劳动纪律，坚守工作岗位	4			
	2	服务态度热情礼貌、积极主动、微笑服务、讲普通话，与服务对象建立良好的关系	4			
	3	领取体检报告时认真核对受检者姓名、性别、年龄、检查项目、单位等信息，确认无误后发放，并让受检者现场核对后签字确认；代领体检报告需核对代领所需的资料是否齐全及向被代领者（受检者）电话确认代领信息；重阳报告领取时注意保护受检者隐私	5			
	4	体检报告如发生外观受损、胶片有压痕，需更换或重新打印	3			
	5	每日根据体检时间及时清理、追踪报告，按照总审日期批量上传体检受检者的电子版报告	4			
	6	接听和电话回访需注意电话礼仪，礼貌用语；接到不能处理的事件后需认真做好记录，告知受检者核实好情况后第一时间联系并回复，不能推诿	5			
	7	处理投诉时先安抚受检者情绪，了解现场情况，用真诚、友好、谦和的态度聆听受检者的陈述，不允许打断受检者，更不允许与受检者及家属发生争论；认真做好记录并灵活处理，如现场不能处理，应立即上报楼层护士长及科主任解决	5			

项目	序号	工作要求及质控标准	分值	得分	原因分析	责任人
岗位	8	现场指导受检者填写满意度调查问卷，遇有意见的受检者，及时了解情况，尽量现场解决问题	4			
	9	安排咨询讲座时，与单位联系人确定咨询讲座方式、主题、时间、地点、外出医生简介信息	4			
	10	咨询讲座完成后，及时对单位进行回访，并认真记录满意度、到场人数等	3			
	11	根据受检者需求办理邮寄报告服务，寄出前认真核对单位及个人信息，核对无误后寄出并做好邮寄登记	4			
	12	做好受检者的隐私保护，医护人员应为受检者保守秘密，未经授权，不得向他人泄露其体检信息。保险公司、公检法机关及其单位提取受检者资料，需按相关流程提取	5			
	13	安排派送单位体检报告，需提前与单位联系人对接好派送时间、地点、接收人，根据派送时间安排车辆，及时送达	4			
	14	下班前需做好当日工作总结，安排明日工作内容	3			
	15	工作结束后，归纳物品，保持办公室整洁，下班后及时关闭电源门窗	4			
注意事项	1	面对受检者积极主动、态度诚恳，尽心为受检者提供优质服务	4			
	2	严格遵守相关法律法规，保护受检者隐私	4			
	3	认真核对，确保体检报告发放无误	4			

第三节　辅助检查护理质量控制标准

一、动脉硬化／骨密度／人体成分／内脏脂肪／超声诊断仪肝纤维化无创诊断（表 4-11）

表 4-11　动脉硬化／骨密度／人体成分／内脏脂肪／超声诊断仪肝纤维化无创诊断护理质控标准

质控人员：　　　　　质控方式：　　　　　质控日期：

项目	序号	工作要求及质控标准	分值	得分	原因分析	责任人
工作前准备	1	穿戴整齐、佩戴工作牌，戴帽子、口罩	2			

续表

项目	序号	工作要求及质控标准	分值	得分	原因分析	责任人
工作前准备	2	保持仪器设备干净，检查运行状态	2			
	3	备齐检查所需要的物资	2			
	4	提前到岗，检查诊断室环境，保持卫生干净	2			
院感要求	1	严格按照《医用废弃物处理办法》处理医用垃圾	3			
	2	每日开窗通风，工作结束后，需对工作台面、计算机、仪器设备消毒，用75%酒精擦拭，地面用高效消毒剂进行消毒，保持环境整洁	5			
	3	每日定时用紫外线对空气消毒，消毒时间为30～60分钟	5			
	4	所有用品严格分类放置，定期更换电极片	5			
	5	动脉硬化用品均在有效期内，定期消毒仪器设备，并做好记录	3			
岗位	1	热爱本职工作，遵守医务人员服务守则与工作原则，遵守劳动纪律	3			
	2	服务态度热情礼貌、积极主动、微笑服务、讲普通话，与受检者建立良好的关系	4			
	3	认真核对受检者相关信息，询问受检者有无禁忌证，操作做到安全、准确、有效	5			
	4	项目完成后在受检者指引单上签字确认	5			
	5	熟悉掌握该项目的检查意义及注意事项	6			
	6	严格按照正规操作流程（包括袖带绑定、电夹、电极片的位置等是否正确），操作熟练，确保检测结果的准确性及可靠性	12			
	7	定期对仪器进行保养维护	5			
	8	当ABI异常时，需排除影响因素后再复查一次，确保报告的准确性	5			
	9	如出现系统、仪器设备问题，及时联系信息科和工程师	3			
	10	保证诊断室安全，检查结束后离开诊室时，关闭门窗及所有电源	5			
注意事项	1	定期查看物品是否在有效期内，不得有过期物品	6			
	2	认真核对受检者信息，防止替检，操作做到安全、准确、有效	6			

项目	序号	工作要求及质控标准	分值	得分	原因分析	责任人
注意事项	3	掌握该项目的禁忌证，如遇不适合做该项目的受检者，安抚并做好解释工作	6			

二、^{13}C 呼气试验（表 4-12）

表 4-12　^{13}C 呼气试验检查护理质控标准

质控人员：　　　质控方式：　　　质控日期：

项目	序号	工作要求及质控标准	分值	得分	原因分析	责任人
工作前准备	1	穿戴整齐、佩戴工作牌，戴帽子、口罩	2			
	2	保持卫生干净、整洁，仪器设备干净	2			
	3	备齐相应检查所需要的物资医疗耗材和检查用品	2			
	4	检查系统是否正常运行	2			
院感要求	1	严格按照《医用废弃物处理办法》处理医用垃圾，检测完毕的集气袋放入黄色医疗垃圾桶。生活垃圾放入生活垃圾桶	3			
	2	每日开窗通风，工作结束后，需对工作台面消毒，用 75% 酒精擦拭，地面用高效消毒剂进行消毒，保持环境整洁	5			
	3	每日定时用紫外线对空气消毒，消毒时间为 30～60 分钟。保证诊断室环境整洁、舒适	3			
	4	所有用品严格分类放置	3			
	5	^{13}C 呼气试验所有用品均在有效期内，定期消毒仪器设备，并做好记录	5			
岗位	1	热爱本职工作，遵守医务人员服务守则与工作原则，工作人员必须遵守劳动纪律	3			
	2	微笑服务，态度热情，积极主动，全程使用普通话交流，与受检者建立良好的关系	5			
	3	认真核对受检者相关信息，询问受检者有无禁忌证，操作做到安全、准确、有效。防止替检，项目完成后在受检者指引单上签字确认	5			
	4	熟悉掌握该项目的检查意义及注意事项，为受检者讲解检查中的注意事项，保证检查结果准确	6			
	5	保证体检受检者的集气袋及时上机检测，不延误时间	5			
	6	检测试剂遵循现配现用原则，避免浪费	5			
	7	做好突发情况的解释与应对工作	5			

续表

项目	序号	工作要求及质控标准	分值	得分	原因分析	责任人
岗位	8	能够熟练使用 ^{13}C 呼气检测设备及系统	5			
	9	能及时处理因检测发生的问题报告	5			
	10	发现异常情况时及时做好记录，并报告相关人员	3			
	11	每日下班时及时关闭仪器设备电源与门窗	3			
注意事项	1	检查前必须核对受检者，询问基本信息和有无检查禁忌证	6			
	2	熟练掌握 ^{13}C 呼气检测的操作流程与注意事项	6			
	3	熟练掌握各项应急处置预案	6			

三、一般检查（表4-13）

表4-13　一般检查室护理质控标准

质控人员：　　　质控方式：　　　质控日期：

项目	序号	工作要求及质控标准	分值	得分	原因分析	责任人
工作前准备	1	穿戴整齐、佩戴工作牌，戴帽子、口罩	2			
	2	保持卫生干净、整洁，仪器设备干净	2			
	3	备齐相应检查所需要的物资	2			
	4	打开空调、计算机、血压计和身高体重仪，检查系统和仪器是否正常运行	2			
院感要求	1	严格按照《医用废弃物处理办法》分类处理垃圾	5			
	2	每日开窗通风，工作结束后，需对血压计和身高体重仪消毒	5			
	3	每日使用空气消毒器持续消毒直至体检完成，保持一般检查室环境的整洁	5			
岗位	1	热爱本职工作，遵守医务人员服务守则与工作原则，工作人员必须遵守劳动纪律	4			
	2	服务态度热情礼貌、积极主动、微笑服务、讲普通话，与受检者建立良好的关系	5			
	3	认真核对受检者相关信息，杜绝替检及漏检。如遇公务员和入职体检，需核对身份证信息	5			
	4	保证受检者身高、体重、血压及颈腰臀围的数据准确无误并记录，测量时告知受检者准确的站姿，保证数据的准确性	5			
	5	测血压时告知受检者准确的坐姿，测量时勿说话、勿乱动，以免影响检测值	5			

项目	序号	工作要求及质控标准	分值	得分	原因分析	责任人
岗位	6	准确录入数据、询问病史并记录，如有疾病史或手术史情况，应再次确认并签字	10			
	7	健康宣教和指导	5			
	8	能及时处理应急情况	5			
	9	发现血压危急值结果，现场通知，并告知其及时就医，做好重阳结果登记	5			
	10	每日下班后及时关闭门窗、电源及仪器设备	5			
注意事项	1	定期校准血压计和身高体重仪，保证测量结果的准确性	3			
	2	测量过程中，受检者的身体和头部请勿乱动。怀孕女性不测身高、体重、三围	5			
	3	测量工具为以厘米为单位的软尺	5			
	4	测量血压时，手肘必须放到机器的肘垫位置，保持手肘位置与心脏平行。能正确处理血压仪的故障	5			

四、眼科录入（表4-14）

表4-14 眼科录入护理质控标准

质控人员： 质控方式： 质控日期：

项目	序号	工作要求及质控标准	分值	得分	原因分析	责任人
行为规范	1	遵守规章制度和劳动纪律，无迟到、早退	2			
	2	着装符合要求，无破损、无污点、干净整洁、佩戴工牌，每次操作前需进行手卫生消毒	2			
	3	仪表端庄，站、坐和行姿符合要求	2			
	4	微笑服务、文明用语	2			
	5	礼貌待人、善于沟通	2			
工作前准备	1	保持诊断室卫生干净、安静、安全并将诊断室遮光帘拉上，仪器设备干净整洁	3			
	2	备齐检查所需要的物资	3			
	3	打开空调、计算机、眼科各仪器设备，检查系统和仪器是否能正常运行	3			
院感工作	1	每日开窗通风，工作结束后需对遮眼板、相关检查仪器消毒，做到"一人一用一消毒"，地面用高效消毒剂进行消毒	5			
	2	每日使用空气消毒器持续消毒直至体检完成，保持眼科检查室环境的整洁	5			

续表

项目	序号	工作要求及质控标准	分值	得分	原因分析	责任人
岗位	1	热爱本职工作，遵守医务人员服务守则与工作原则，工作人员必须遵守劳动纪律	5			
	2	服务态度热情礼貌、积极主动、微笑服务、讲普通话，与受检者建立良好的关系	5			
	3	认真核对受检者相关信息，杜绝替检及漏检。如遇公务员和入职体检需核对身份证信息	5			
	4	保证受检者视力数据准确无误并记录（核实是否配戴隐形眼镜，矫正视力不用摘眼镜，在视力结果前以"△"做标记，代表矫正视力）	5			
	5	准确录入检查结果	5			
	6	给予健康宣教和指导	5			
	7	能及时处理各种应急情况	5			
	8	每日下班后及时关闭门窗，电源及仪器设备	5			
注意事项	1	各项工作有计划、有步骤、有条不紊	10			
	2	各项工作完成及时、无差错	10			
	3	无纠纷、无投诉，综合满意率为95%以上	10			

五、妇科录入（表4-15）

表4-15　妇科录入护理质控标准

质控人员：　　　　质控方式：　　　　质控日期：

项目	序号	工作要求及质控标准	分值	得分	原因分析	责任人
工作前准备	1	诊断室环境整洁、温馨安静、安全、舒适，布局合理，仪器设备干净	2			
	2	工作人员穿戴整齐、佩戴工作牌，戴帽子、口罩，注意每次操作前需进行手卫生消毒	2			
	3	备齐检查所需要的物资	2			
	4	打开空调、计算机，进入系统，检查系统和仪器是否正常运行	2			
院感要求	1	提醒受检者使用后的一次性床单需放入黄色垃圾桶，生活垃圾放入生活垃圾桶	5			
	2	每日开窗通风，工作结束后，需对每日妇科所有使用的仪器设备和物资进行消毒整理，地面用高效消毒剂进行消毒，保持环境整洁	5			
	3	每日使用空气消毒器持续消毒直至体检完成，保持妇科室环境的整洁；定时检查诊断室内医疗垃圾及生活垃圾是否严格分类处理	5			
	4	妇科检查时需严格执行"一人一单一用"	5			

项目	序号	工作要求及质控标准	分值	得分	原因分析	责任人
岗位	1	热爱本职工作，遵守医务人员服务守则与工作原则，工作人员必须遵守劳动纪律	4			
	2	服务态度热情礼貌、积极主动、微笑服务、讲普通话，与受检者建立良好的关系	5			
	3	认真核对受检者相关信息，杜绝替检及漏检；如遇公务员和入职体检需核对身份证信息	5			
	4	保护受检者隐私，注意遮蔽，保证受检者检查结果准确无误并记录，检查时告知受检者准确的检查姿势，保证数据的准确性	5			
	5	告知受检者检查时勿大声说话、勿乱动；如检查过程中有任何不适，请及时告知医护人员，暂停检查	10			
	6	录入者应先核实姓名确认无误后再进行准确录入	5			
	7	给予健康宣教和指导	5			
	8	能及时处理各种应急情况	5			
	9	检查中若发现危急值结果，现场通知，并告知其及时就医，做好重阳结果登记	5			
	10	每日下班后及时关闭门窗、电源及仪器设备	5			
注意事项	1	检查前应告知受检者妇科检查的内容以及操作手法（涉及的隐私部位），让受检者提前做好心理建设	3			
	2	检查过程中，告知受检者的身体勿乱动，若有不适，立即告知医护人员，暂停检查	5			
	3	检查后应让受检者穿戴整齐后，再呼叫下一位受检者，做好受检者的隐私保护	5			
	4	定期通知后勤人员维护和检测仪器和系统，保证其能正常运行	5			

第四节　PDCA 持续质量改进

一、概述

PDCA 是一种程序化、标准化、科学化的管理方式，包括 4 个阶段：计划（plan）、实施（do）、检查（check）、处理（action），本质是发现问题和解决问题。

健康管理护理质量管理是对各护理岗位的工作情况进行检查与评估，通过不同的角度寻找和发现问题，拟定解决方案，在与各组组长及组员充分沟通和协调的基础上更有效地完成工作，使出错率和投诉率降至最低，使各个环节的工作能更好、更顺利地进行。健康管理护理质量控制管理制度的形成与健康管理护理工作的专业特点密切相关，护理质量控制管理制度覆盖护理工作的全过程，对确保健康护理工作质量起到决定性作用。

二、管理体系及实施要求

护理工作质量管理小组在医院护理部的指导下开展质控工作，实现工作小组自查、科室抽查/专查、医院护理部的"院—科—小组"三级工作框架。调查了解科室健康体检和健康管理相关工作现状，根据功能和流程设置详细的岗位职责和质量安全控制考核标准。

（一）人员准备

健康管理护理工作质量管理小组成员包括组长、环节质控组长、质控专家团队、相关小组成员。质控小组组长由护士长担任，负责全科医疗、护理质量和安全的工作计划、监督，以及接受医院质控部门的指导和工作部署。岗位组长为环节质控组长，负责全科护理质量的监督、检查、指导、评比、奖惩的统筹协调，每月收集各小组的质控自查报表，与质控小组组长讨论进入质控工作会的事件，组织召开质控工作会和安排质控抽查，并做好资料的上报与通报，每月对科室质控典型事件进行全科通报，并组织科室全体护士学习持续质量改进理论知识。质控专家团队由院内专家组成，包括护理、临床、检验等多学科专家对相关工作开展督导和业务指导、培训；质控小组成员按照质控范围包括医院感染、体检现场（流程）、设施设备、各护理岗位职责开展质控，由各岗位小组长参与，对小组工作开展质控自查，接受科室质控组长的抽查与督导，每月定期上报各小组"护理质量控制自查（抽查、专查）记录"，并每月参与科室质控工作会。

（二）质控实施

依据质量控制和医疗安全考核标准，按护理岗位进行"周质控—月中质控—月质控"，抽查方式为自查、随机抽查、科室质控督导。周质控具体内容包括：本周质控目标、工作标准、扣分标准、检查结果；环节质控组长将每周质控问题作为不良事件登记到月中质控总结表，评价效果并分析原因，提出整改反馈，进一步修订岗位 SOP；每月定期召开护理组质控会，将收到的汇总反馈后，运用 PDCA 的方法，集中讨论、解决、反馈到各个岗位，各岗位调整工作职能及流程，根据问题设定各组周质控目标，月末填写汇总表汇总到月质控记录。

（三）质控反馈

总结护理工作过程中的质量问题及管理问题，及时发现问题、处理问题、提出整改反馈、定期评价分析护理质量动态，总结归纳，并对需改进的内容提出整改意见报相应岗位，并协助落实、督查，跟踪改进措施的执行及反馈。相应岗位针对质控会提出的问题进行整改，持续质量改进小组对改进措施进行监督抽查，检查落实情况，纠正不足。

（四）效果评价

由持续质量改进小组进行调研，评定改进质量，环节质控组长抽查并再次对质量进行评价。

三、护理质量管理指标

（一）护理管理

制度职责、人力资源、行业规范、操作规范、文件书写规范管理。

（二）设施设备管理

建立和维护设备管理台账（购置、维护、维修、设备年检、报废台账），每个季度报送，对设备定点放置、定期检测，保证其性能完好，处于备用状态。

（三）业务管理

应对科室布局、体检流程、隐私保护措施等方面重点管理。建立应急处置预案（如晕针、针刺伤、低血糖、跌倒、心脏骤停、停水、停电、信息系统故障等），并备用急救设备和药品。

（四）质量管理

消毒管理：空气、物表消毒等；垃圾管理：分类清理与管理；各种制度制定与培训记录。

（五）护理服务

客户满意度调查、投诉建议回访的处理管理。

四、管理职责

（1）建立工作小组自查、科室抽查/专查、医院护理部督查的"院—科—小组"三级工作框架，调查了解科室护理管理相关工作现状。

（2）建立护理质量控制管理体系，科室主要负责人是本部门/科室护理质量管理的第一责任人，全面负责本科室的护理质量管理。

（3）完善并严格执行护理质量管理相关工作制度、应急预案和工作流程、岗位职责，落实健康管理护理工作质控目标。

（4）定期开展护理质控管理相关制度、操作规范等培训，提高护理人员对质控工作持续改进意识。

（5）加强对重点岗位和关键环节的质控管理，预防护理不良事件的发生。

（6）鼓励主动报告护理不良事件，运用质量管理工具进行原因分析，促进信息共享和持续改进。

（7）制定防范、处理护理纠纷的预案，预防、减少护理纠纷的发生。

五、方法

（一）评价方法

①随机抽查，将出错情况进行分析，纵向比较，同类质控问题显著减少，连续3个月对其中的出错率分析趋于稳定，即为有效评价。②综合质控评价，包括护理部、院感及科室质控反馈情况。③自制评分表，对工作人员进行素质评分，评价质控管理前后护理人员的解决问题能力、责任心、自主学习能力、创新精神、团队精神等。④满意度调查：质控小组成员集中讨论并制订满意度调查表，对工作人员和客户进行满意度调查，深入收集挖掘质控问题，对质量缺陷、不良事件及投诉等的处理反馈情况。

（二）制订持续质量改进计划

①拟定计划成立持续质量改进小组（continuous quality improvement，CQI），由护士长带领小组，质控成员下放落实。每月定期收集质控问题进行讨论分析。②确定改进目

标，查找并分析原因，确定不达标质量项目。③确定解决方案，使用头脑风暴法确立实施方案。④贯彻落实具体方案，持续质量改进小组对具体措施的落实进行监督、指引。⑤反馈总结，通过实施方案各小组反馈的成效报告，进而研究、讨论，再制定更精密的方案，下放继续落实。⑥确立标准，在反复试验持续质量改进后，确立质量控制标准，建立完善的质控制度，加以推广应用。

（三）落实持续质量改进措施

深入学习实践目标管理理论，落实持续质量改进措施。目标制定必须建立在符合实际基础之上，体检工作量大且繁重，涉及科室范围广，涉及岗位多，在精细化管理质量控制制度落实到每一部门、每一环节过程中，我们需结合健康管理护理工作文化特色，从实际情况出发制定质控目标，使各个工作环节质量稳固进行。

（1）设置每周目标：制定大小目标，要求大小目标相辅相成。每周五护士长与各小组组长根据目标实施反馈情况，再制定下周质量改进目标，让员工参与其中，提高对总目标的知情度，加强员工责任感，以便员工清楚该做什么、怎么做。护士长再对每周及每月的质控报告进行抽查以了解具体实施情况。若未达成质控目标的，将列入个人绩效考核中，并在下周或下月时继续针对存在的问题进行整改，直至达标为止。

（2）设置月质控总结：科室持续质量改进小组每月一次质控会，各小组组长对四周的质控报告反馈进行讨论总结，提出反馈中的薄弱环节，商议整改反馈并下达实施，若再无法见效，则直接与绩效挂钩，若是客观原因造成当月无法完成目标，则下一月继续落实执行，观察持续改进情况。

（3）周质控和月质控目标统一按照"制定目标—实施措施—分析整改"进行贯彻落实，紧扣质量控制每一个环节。由护士长定期抽查，各小组组长定期自查，带动员工持续改善，将"形式化"转变为"行事化"。

（四）加强检后跟踪随访，深入挖掘质控问题

除了对工作中收集、反馈的质控问题进行有效推动改进，同时对客户发放满意度问卷调查表，检后跟踪随访，深入收集挖掘质控问题。

六、质控流程

（一）各专业组自查

各岗位质控组根据本岗位质控范围及质控关键指标，每月定期进行自查，并做好自查记录，于每月第一个星期周二将上月健康体检质量控制自查记录及质控关键指标报表报给科室质控组邮箱，要求当事人签字确认，涉及体检资料或体检现场的事件，需要扫描原件或拍照，一并发送。

（二）质控组抽查

质量控制组不定期抽查各岗位体检护理质量与安全，由各岗位组长协调质控员及相关人员参与，至少保证每月一次，内容包括质量控制的七大原则及非计划任务、核心制度执行情况等。依据质量控制和护理安全考核标准，每月对各部门、各专业组、各岗位进行考核、分析和评价（每月底），对各种医疗文书的书写情况按规范进行检查，并做好质量检查记录。定期或不定期将考核中出现的问题进行监督，对需要质控专家组成员参与的工作进行协调。

（三）质控会议

分为专业组会议、小组会议、科室质控组会议、随机会议。

（1）专业组会议：由各专业组（如前台组、彩超录入组、资料整理核对组、重阳筛查组等）分别进行，要求每个专业组每月至少1次例行会议，并做好相应的记录，记录的内容包括签到表、会议影视资料、会议主要内容及相应的课件内容。

（2）小组会议：护理各岗位小组分别进行，要求每个组每月至少1次例行会议并通知质控组长或质控员参会，并上报小组质控会议记录及会议照片，发送于质控组长邮箱进行记录。

（3）科室质控组会议：对科室质控员反馈的自查记录、质控关键指标和各质控组反馈的检查结果和小组会议记录，结合体检服务部收集的投诉和建议，由质控环节组长进行初筛后与质控组长讨论，在每月15号（如遇周末，则顺延至下周二）召开质控组会议，由科室质控组长、质控员及相关人员参与，对每月筛查出的典型质量与安全案件开展讨论，对上月整改反馈及效果进行总结、分析和评价。对质量控制中出现的好人好事、成绩突出的个人提出奖励与表扬，对出现质量差错事故的形成处罚决议，做到会议有记录，并分类别整理。

（4）随机会议：是指在例行会议之外发生的严重影响体检秩序、体检质量和护理安全的事件，或者急需处理的客户投诉，由各部门提出，经质控小组组长同意后开展，参与人员原则上为质控组所有成员，如遇特殊情况，可抽派重点人员参与。

（四）督查

由科室质控管理成员参与，每月督查与不定期督查相结合（表4-16～表4-18）。

表4-16　护理质量控制自查（抽查、专查）记录表

报送部门：　　　报送月份：　　年　月

检查时间	所属类别	问题	处理结果	事件性质	当事人签名	抽查人签名
	□体检报告（整理、录入、装订、发放等）　□体格检查　□体检现场相关　□医院感染　□设施设备管理　□仪容仪表　□健康管理　□体检服务			□质量缺陷　□不良事件　□投诉建议		

表4-17　护理周质控考核表

检查人：　　　检查方式：　　　质控岗位：　　　日期：

质控岗位	具体内容	工作标准	检查结果	相关责任人

表 4-18 护理月质控考核表

检查人： 检查方式： 自查／随机抽检 检查岗位： 检查日期：

项目	内容	具体内容	效果评价	原因分析	整改反馈
每周质控重点	第一周				
	第二周				
	第三周				
	第四周				
常规质控					

第五节 质量控制案例展示

健康管理中心护理质控考核表见表 4-19 ～表 4-22。

表 4-19 健康管理中心护理质控考核表示例 1

质控岗位：检后服务 质控人员：××× 质控方式：自查 质控日期：

周	所属类别	存在问题	分析原因	整改结果	效果评价
第 1 周	□规章制度 ☑岗位标准 □操作规范 □服务礼仪	单位联系人反馈邮寄的体检报告中夹带有外单位体检报告	加强相关责任人报告发放查对管理制度，做到零差错	☑已整改 □待整改 □科室质控会讨论整改	□有效 □无效 ☑待反馈
第 2 周	□规章制度 ☑岗位标准 □操作规范 □服务礼仪	单位报告现场发放时未仔细核对扫描报告的单位信息，将一字之差的单位的报告扫描入其中	单位报告需由两人核对后再发放，杜绝报告错误	☑已整改 □待整改 □科室质控会讨论整改	☑有效 □无效 □待反馈
第 3 周	□规章制度 ☑岗位标准 □操作规范 □服务礼仪	较大体检单位工作效率及准确性有待提高	利用信息技术优化检后工作流程，简化报告发放步骤，提高工作效率，缩短报告发放时间	☑已整改 □待整改 □科室质控会讨论整改	☑有效 □无效 □待反馈
第 4 周	□规章制度 ☑岗位标准 □操作规范 □服务礼仪	受检者电话咨询检后相关事项，但体检服务部电话一直无人接听	确保咨询电话有人接听，耐心做好解释工作	☑已整改 □待整改 □科室质控会讨论整改	☑有效 □无效 □待反馈
常规质控（详见岗位质控控制标准）					

表 4-20 健康管理中心护理质控考核表示例 2

质控岗位：检后服务　　质控人员：×××　　质控方式：自查　　质控日期：

周	所属类别	存在问题	分析原因	整改结果	效果评价
第1周	□规章制度 ☑岗位标准 □操作规范 □服务礼仪	体检信息备注栏未标注清楚，家属自费未明确标明，导致受检者体检时未缴费	前台工作人员对于接单与备单要与联系人核实清楚，特别是体检特殊情况需及时确认	☑已整改 □待整改 □科室质控会讨论整改	□有效 □无效 ☑待反馈
第2周	□规章制度 ☑岗位标准 □操作规范 □服务礼仪	前台工作人员打印体检单时未核对客户身份证信息，粘贴复制时错误将已经体检结束的受检者信息粘贴上去，受检者等待抽血叫名字时发现非本人名字	进行质控上报，再次强调"三查七对"重要性，责任落实到人头	☑已整改 □待整改 □科室质控会讨论整改	☑有效 □无效 □待反馈
第3周	□规章制度 ☑岗位标准 □操作规范 □服务礼仪	受检者体检后反馈前台工作人员态度较差，满意度较低	实行首诊责任制，对相关人员严肃处理	☑已整改 □待整改 □科室质控会讨论整改	☑有效 □无效 □待反馈
第4周	□规章制度 ☑岗位标准 □操作规范 □服务礼仪			☑已整改 □待整改 □科室质控会讨论整改	☑有效 □无效 □待反馈

常规质控（详见岗位质控控制标准）

表 4-21 健康管理中心护理质控考核表示例 3

质控岗位：检后服务　　质控人员：×××　　质控方式：自查　　质控日期：

周	所属类别	存在问题	分析原因	整改结果	效果评价
第1周	□规章制度 ☑岗位标准 □操作规范 □服务礼仪	受检者血压检测较高，未及时通知受检者休息15分钟后再复测血压	前台回收指引单发现受检者血压较高未写"已复查"二字，交班会上再次强调说明复测血压的重要性	☑已整改 □待整改 □科室质控会讨论整改	□有效 □无效 ☑待反馈
第2周	□规章制度 ☑岗位标准 □操作规范 □服务礼仪	录入检查数据错误，造成受检者体重指数偏大，受检者对比往年检查记录电话质疑	对责任人批评登记，上报质控，完善相关数据质控惩处条例，以降低体检报告的差错率，保证体检报告的质量	☑已整改 □待整改 □科室质控会讨论整改	☑有效 □无效 □待反馈

续表

周	所属类别	存在问题	分析原因	整改结果	效果评价
第3周	□规章制度 ☑岗位标准 □操作规范 □服务礼仪	测量身高体重时,未提醒受检者将衣服口袋的东西拿出来,导致体检数据不准确	进行质控登记并加强工作人员仔细度,强调一般检查数据参考重要性与争议性	☑已整改 □待整改 □科室质控会讨论整改	☑有效 □无效 □待反馈
第4周	□规章制度 ☑岗位标准 □操作规范 □服务礼仪	高血压受检者体检前未正常服用高血压药物,以致监测时血压非常高	给予高血压受检者指导,检前可以正常服药等相关知识	☑已整改 □待整改 □科室质控会讨论整改	☑有效 □无效 □待反馈

常规质控（详见岗位质控控制标准）

表 4-22　健康管理中心护理质控考核表示例 4

质控岗位：^{13}C 呼气试验　　质控人员：×××　　质控方式：自查　　质控日期：

周	所属类别	存在问题	分析原因	整改结果	效果评价
第1周	□规章制度 ☑岗位标准 □操作规范 □服务礼仪	检查前工作人员未先询问受检者是否已经抽血,导致客户吹气喝下测试剂后急忙抽血	加强员工岗位轮转和岗前培训,保证体检有序进行,避免给受检者造成体检困扰	☑已整改 □待整改 □科室质控会讨论整改	□有效 □无效 ☑待反馈
第2周	□规章制度 ☑岗位标准 □操作规范 □服务礼仪	检查中受检者忘记告知"吹第二次气之前不能喝水",喝水后想重新再次检查,被工作人员拒绝后投诉	^{13}C 呼气试验为标配一人二袋一剂,因受检者自身原因所致无法再次检测。工作人员耐心解释,上报质控并增加岗位相关说明	☑已整改 □待整改 □科室质控会讨论整改	☑有效 □无效 □待反馈
第3周	□规章制度 ☑岗位标准 □操作规范 □服务礼仪	受检者检查后发现怀孕,担心该检查试剂对怀孕有影响	工作人员当场解释,孕期可以进行该项检查,但若查出来是阳性不能进行治疗	☑已整改 □待整改 □科室质控会讨论整改	☑有效 □无效 □待反馈
第4周	□规章制度 ☑岗位标准 □操作规范 □服务礼仪	受检者不清楚自己吃的药物是否属于抗生素类药物,询问检查工作人员,但工作人员对于客户说的相关药名也并不知晓	工作人员需增强相关药理知识,并做好宣传	☑已整改 □待整改 □科室质控会讨论整改	☑有效 □无效 □待反馈

周	所属类别	存在问题	分析原因	整改结果	效果评价
第4周	□规章制度 ☑岗位标准 □操作规范 □服务礼仪	工作人员电话通知受检者复查某项检查后，未准确告知受检者地址和联系人，导致受检者来回咨询现场工作人员	确定并统一短信回复，短信内容包括受检者复查事项、联系人、联系电话	☑已整改 □待整改 □科室质控会讨论整改	☑有效 □无效 □待反馈

常规质控（详见岗位质控控制标准）

第五章　健康管理护理

　　现代健康管理是以现代健康概念和新的医学模式以及中医治未病为指导，通过采用现代医学和现代管理学的理论、技术、方法和手段，对个体或团体整体健康状况及其影响健康的危险因素进行全面检测、评估、有效干预与连续跟踪服务的医学行为及过程，以最小投入获取最大的健康效益。以健康为中心，以慢病早期或康复期人群为服务对象，以健康检测与健康自测所获得的健康状态与疾病预测预警信息为管理依据，以健康风险评估与非药物干预和生活方式改善作为主要手段，提供全程、连续与主动性的医学专业特色服务。

　　护理人员与客户接触最多、距离最近，是与客户联系最密切的人，在指导客户互动答疑，指导健康教育、了解健康动态等健康管理工作中发挥重要作用。没有护理的协助就没有现代化的健康管理。

第一节　护理服务

一、护理服务模式构建
（一）创新护理服务模式

（1）摒弃"颜值服务"和简单机械指引，开启人性化、个性化服务模式。

（2）注重心理护理，在护理服务的基础之上，从心理特征分析制定特定护理干预方案，深入了解客户需要，满足客户需求。

（3）人性化协助护理，用细致体贴的行动让客户感到温馨，主动解决客户的任何疑问。

（4）预见性护理，在工作中实施预见性护理，降低各类护理安全风险发生比例，增强应急应变能力，帮助客户解决各种困难。

（5）共情服务，应做到热情而不鲁莽，细心而不啰唆，做一名有温度的专科护士。

（6）环境艺术护理，打造一站式体检环境，墙面灯光设计成暖色调，并依据客户年龄结构、文化水平，提供个性化艺术环境；及时调整温度及湿度，保持空气清新；拐角处、卫生间等放置防跌倒护具或标识牌，让人文关怀渗透体检环境。

（二）以模型提升服务品质

（1）应用 Servqual 模型（Service Quality）作为衡量体检中心服务质量的工具，从有形性、可靠性、响应性、信任和移情作用 5 个尺度入手，创新提高服务质量。

（2）应用 Kano 模型（Kano Model），利用典型的需求分析理论提高客户满意度，开源节流，最大限度地利用资源开展精细化的服务策略，创新性提升服务质量。

（3）构建"互联网＋健康护理管理"模式，应用多学科团队合作，集营养、运动、心理、药学等为一体，建立居家健康管理护、医患双向服务质量互评机制，落实"线上线下，健康同质管理"理念。

二、护理全科素养及能力培养方案

（一）提升慢病管理素养

（1）学习慢病管理知识，掌握心脑血管疾病、癌症、呼吸系统疾病、糖尿病等慢病防治护理要点。

（2）精细化管理慢病，定期进行区域慢病检测，从早期预防的维度对慢病进行预警及干预；对慢病进行连续护理，应用互联网等对慢病健康管理追踪随访，减少或推迟慢病并发症的发生。

（二）体检流程优化再造

（1）检前：从特殊项目注意事项告知、信息正确登记录入、预约排队分诊等项目入手进行智能化管理。

（2）检中：始终作为客户健康的守护者，人文关怀落实到每位客户。

（3）检后：全面实行档案管理与追踪随访管理双管齐下，不断进行整体流程优化，以提升护理工作质量。

（三）开展专科护理培训

（1）编制《健康管理专科护士规范化培训教材》，为健康管理专科护理规范提供理论依据。

（2）举办全国系统、规范化的健康管理专科护理培训班，进一步积累健康管理护理专科实战经验。

（3）利用远程教学平台，与全国健康管理专科进行交流沟通及线下技能操作等提升培训。

（4）建立人才梯队，培养具有精湛的业务能力、相当水平的综合管理能力及沟通协调能力于一体的优秀管理者。

（5）加强护理科研人才的培养，积极组织护理论文汇报、护理论文发表及专利发明，鼓励学历提升和护理研究。

三、护理服务礼仪操作规范及沟通技巧培训

（一）服务礼仪管理制度

（1）出勤礼仪：每天提前10分钟准时到岗位，做好准备工作，禁止迟到早退。

（2）服装礼仪：①要求护士统一合体制服。②工作鞋为白色护士鞋，鞋底走路无声响，鞋面保持干净洁白。③头花统一佩戴，发夹一律黑色，燕尾帽应整洁无皱褶，端正，高低适中，前后适宜。④工牌佩戴于胸前，正面朝外。

（3）首饰礼仪：①项链佩戴，护士以制服看不到为原则。②耳环限一副，贴耳款式，大小不超过耳垂，不可垂吊。③禁止佩戴戒指、手链及手镯。④手表设计以简单为宜，颜色不宜过于鲜艳。

（4）交谈礼仪：①规范使用文明用语。②学会认真倾听对方的诉求，换位思考问题。③切记回答"不知道、不清楚"等话语。

（5）电话礼仪：①选择合理的时间进行通话。②做好自我介绍，内容条理应清楚。

（6）仪容标准：①头发保持清洁，避免蓬松、凌乱，长发须盘发用头花固定，染色以深色不夸张为原则。②指甲保持干净不可过长，从手掌看不到指甲为原则且不可做任何美甲彩绘。③避免食用味道强烈的食物，就餐后需注意口腔卫生，避免齿缝内有异物，禁止在上班时间抽烟、饮酒。④需持淡妆上岗，维持良好气色，不宜太浓。

（7）仪态标准：①站姿要正直，即挺拔、直立、站正。头正，两眼平视，嘴微闭，面带笑容，颈、后背挺直，胸略向前上方挺起。②入座时，注意两膝不能分开，两脚要并拢，可以交叉小腿。如果跷腿坐，注意不要跷得过高，不要把衬裙露出来，还应注意将上面的小腿向后收，脚尖向下。③行走时两只脚行走线迹应是正对前方成一条直线，即常说的一字步，尽量靠墙行走，中间走道留给客户使用，遇到同事，彼此面带微笑点头。④下蹲时注意将两腿靠紧，臀部向下。特别在着裙装时则更要留意，以免尴尬。

（8）行礼标准：①眼神柔和看向对方眼睛，避免怯场和冷漠。②用微笑的表情与对方进行交流沟通。

（9）体检现场服务礼仪：①接待礼仪：态度热情亲切，客户称呼准确，主动进行自我介绍。②陪同礼仪：在导检活动中陪同客户，步行一般应在客户的左侧，以示尊重。负责引导时，应走在客户左前方一两步远的地方，和客户的步速一致，遇到路口或转弯处，应用手示意方向并加以提示。乘电梯时，如有专人服务，应请客户先进，如无专人服务，接待人员应先进去操作，到达时请客人先行。进房间时，如门朝外开，应请客户先进，如门往里开，导检人员应先进去，扶住门，然后请客户进入。③送客礼仪：做到"出迎三步，身送七步"最基本的礼仪。因此，每次送体检完毕客户在门口、电梯口或汽车旁告别时，要与客户握手，目送客户上车或离开，要以恭敬真诚的态度，笑容可掬地送客，不要急于返回，应鞠躬挥手致意，待客户移出视线后，才可以转身离开。

（二）服务礼仪规范

（1）迎接客户规范：主动问好，询问其需要帮助事项；详细介绍科室专业特色，为客户制订个体化体检项目；指引客户进行体检项目。

（2）文明用语规范：客户至上，语言要"您好！"为先，"请"字开头，"谢"字结尾；接电话要铃响三声之内应拿话筒，先说："您好！"再介绍单位科室名称，然后询问事情；进行咨询时应注意语言的规范性、专业性。

（三）沟通技巧培训

（1）看：目视说话对方，避免反复打量、斜视、无视他人；避免出现视而不见的行为；面对异性，对视不应超过10秒；看对方要真诚，避免目光躲闪。

（2）听：集中精力倾听对方诉求；避免随意打断对方话语、急于判断；细听"弦外之音"；未听懂对方可以进行核实。

（3）笑：微笑应规范得体；员工主动微笑；特殊场合避免不适宜的微笑。

（4）说：说话真诚，增加信任；一律礼貌用语；可以适当采用肢体语言增进与对方的距离，表示亲切；进行健康咨询时应注意语言的规范性、专业性。

（5）动：站姿要正直，即挺拔、直立、站正；坐姿要保持头部端正，上身平直；靠墙行走，中间走道留给客户使用；下蹲时着裙装留意，以免尴尬。

四、客户关系管理框架及方案

（1）客户关系管理框架：①三类客户关系维护：A类客户：快速上门发放报告；免费咨询、讲座；问卷发放比例增加；开通绿色通道服务。B类客户：提供周到快捷服务；刺激升级A类；提高客户忠诚度。C类客户：提供大众基础服务；发掘潜力升至B级。②处理投诉事件：客户可应用电话、现场、书面三种投诉方案；责任人及时遵照客户投诉流程方案进行处理，并进行质控反馈整改。③客户回访：进行问卷调查；应用电话、微信程序咨询回访；进行外出咨询与讲座协调回访。④报告管理：体检报告全面完整汇总；报告快速、准确邮寄办理；异常情况邮寄进行记录、回访。⑤体检后服务安排：进行连续性健康管理；进行健康咨询、专家讲座。⑥策划推广：新项目推广；组织策划公益活动。

（2）客户关系管理方案：①应用科学管理手法：根本原因分析法（root cause analysis，RCA）；ECRS分析法，即取消（eliminate）、合并（combine）、调整顺序（rearrange）、简化（simplify）。②具体方案内容：利用信息化、数字化等管理进行体检流程优化和再造；对检前、检中、检后的各岗位及体检环境进行精细化管理；将客户关怀贯穿于整体体检，提高客户"情感体验"价值，从整体上缩短了客户体检时间，提高了体检效率，改善了客户满意度，提高了体检质量，促进了紧密的客户关系等。

第二节　健康管理中的护理配合

一、健康管理中的护理工作范畴

（一）引领健康规划

熟练掌握健康管理服务内容、流程，客户进入健康管理（含健康体检）后应做好健康宣教，把健康知识、体检知识以及与其疾病相关的知识以各种形式向客户传授、指导，成为客户健康的"引领者"。

（二）监测健康动态

收集客户的体检数据和健康风险因素调查，制订方案并实施干预、定期监测、提醒、监督、收集信息，成为客户第一手健康资料的"监测者"。

（三）守护健康管理

与客户做好健康、预防、保健、疾病、饮食、服药、康复、监测、就医、会诊、入院等指导和咨询，成为客户健康的"守护者"。

（四）丰富宣教模式

科室宣传栏、健康处方、卫生宣教、观看电视宣教、体检报告咨询、专家院外咨询和讲座、电话咨询、短信健康教育等。

（五）联络

健康管理专家团队：规划安排专家咨询和专家就诊对接事宜。

（六）更新档案管理

包括个人基本信息、体检数据、健康风险因素调查报告、健康风险评估报告、健康

评估报告、健康干预实施登记表、监测项目登记表、信息反馈表、阶段干预结论。

二、健康管理中的护理服务对象及内容

（一）个人健康管理服务内容

（1）指定专人全程服务，提供服务周期内在医院的全程健康咨询和管理服务，安排复查及健康挂号、入院协调等服务。

（2）系统、连续、主动跟踪随访。

1）系统健康管理方案：全面收集个人健康信息，评估个人患病风险，提出综合性干预计划并全程实施。

2）连续跟踪随访：对患病危险因素提供个体化跟踪随访服务，保证客户在服务周期内不间断地接受健康管理师医学服务，建立动态随访资料。

3）主动开展健康干预：根据疾病标准化管理流程及专家建议，主动开展短信、微信、咨询平台的健康知识推送、健康计划的监督执行。

（3）健康管理专家团队开展生活方式评价并指导。

1）膳食评价与指导（营养学专家指导）。

2）运动评价与指导（运动医学专家指导）。

3）颈腰椎保健指导（康复医学专家指导）。

4）中医治未病指导（中医专家指导）。

（4）提供三甲综合医院的优质医疗咨询及临床专家专科诊治。

（5）健康体检特需服务。

1）来院检查：对需要复查的健康管理对象，提供健康管理中心特需体检区的候检与检查。

2）上门检查：服务周期内提供2次上门检查（报告解读、按需提供采血、现场血糖血压测量、动态血压检查）。

（6）提供手机随时查阅体检报告及疾病评估报告，方便异地就医或咨询。

（7）提供《健康资讯电子期刊》和健康知识短信及参加健康教育公开课。

（8）健康管理师专线医学咨询指导，在线解答健康保健及疾病的相关知识。

（9）全面采集个人健康信息及风险因素信息，并对周期内健康档案终生保存。

（二）团队健康管理服务内容

（1）健康管理团队根据健康危险因素调查信息及健康体检所获取数据，综合评估主要健康问题和主要患病风险。

（2）重点人群管理：采集体检信息，对以下人群开始随访、建档和需求服务。

1）体检重大阳性结果人群：即团队患重大疾病客户群。

2）重点慢病客户群：即高血压、糖尿病、高脂血症人群的分组管理。

3）特殊人群管理：重点岗位人群的建档和需求服务。

4）健康咨询与健康教育。

5）定期推送常见疾病知识和健康保健建议，发送《健康资讯》双月刊。

6）提供疾病就诊建议，安排复查及本院的预约挂号、入院协调等服务。

三、慢病健康管理护理

健康干预是慢性病防控的重要措施。健康管理护理要求：掌握常见慢性病的危险因素；常见慢性病的筛查流程及规范；常见慢性病的健康干预与健康指导；熟悉常见慢性病的临床表现；常见慢性病的筛查技术与方法；了解常见慢性病的流行病学现状、常见运动系统疾病早期筛查的目的和意义。最终达到对常见慢性病的高危人群实施健康干预管理的技能。

（1）护理学习范畴：①掌握常见慢性病的危险因素、常见慢性病的健康干预与健康指导。②熟悉常见慢性病的临床表现、常见慢性病的筛查技术与方法。③了解常见慢性病的流行病学现状、常见运动系统疾病早期筛查的目的和意义。

（2）护理查房。

第三节　血脂异常的健康管理护理及护理查房

（一）概述

1. 概念

血脂异常（dyslipidemia）通常指血脂中胆固醇（CH）、甘油三酯（TG）、低密度脂蛋白胆固醇（LDL-C）水平升高，高密度脂蛋白胆固醇（HDL-C）水平降低。由于在血浆中脂质以脂蛋白的形式存在，血脂异常表现为脂蛋白异常血症（dyslipoproteinemia）。目前，中国成人血脂异常总体患病率达40.4%，长期血脂异常可导致冠心病、脑卒中等动脉粥样硬化性心血管疾病（ASCVD），同时增加肿瘤的风险。血脂异常的防治对降低心血管病患病率、提高生活质量具有重要意义。

2. 血脂异常分类

血脂异常的常用分类有表型分类、病因分类、临床分类，其中临床分类较为实用。

（1）表型分类：可分为Ⅰ、Ⅱa、Ⅱb、Ⅲ、Ⅳ、Ⅴ类。

（2）病因分类：可分为原发性血脂异常、继发性血脂异常。

（3）临床分类：临床上将血脂异常分为高胆固醇血症、高甘油三酯血症、混合型高脂血症和低高密度脂蛋白胆固醇血症。

（二）健康管理护理流程及实施

1. 检前——采集健康危险因素

血脂异常属于慢性代谢性疾病，其并发或合并症涉及多器官多系统。因此，血脂异常的干预需要多学科协作，实行团队管理。在健康管理中心应开展以健康体检为基础的血脂异常健康管理，从检前、检中、检后三个环节入手，做好血脂异常筛查、评估、干预工作。

（1）采集健康危险因素：针对血脂异常受检者，健康管理护士应协助医师完成详细病史询问，包括既往病史、现病史、有无糖尿病等内分泌代谢障碍性疾病；药物应用史；评估血脂异常的发病原因，有无疾病相关因素。了解患者的生活方式、饮食习惯。一级亲属是否有血脂异常等家族史。

（2）设计个性化体检菜单：综合受检者的健康危险因素及风险评估，参照相关指南，为受检者制订个性化的体检菜单。

心血管疾病体检筛查项目推荐：重点评估血脂的同时，推荐完善心血管彩超、动态血压、动态心电图、MRA、动脉硬化、TCD 等相关检查。

1）必选项目见表 5-1。

表 5-1 体检套餐必选项目

一级目录	二级目录	主要检查内容
体格检查	一般检查	健康史、躯体症状、生活习惯、精神压力、睡眠健康、健康素养等
		身高、体重、腰围、臀围、血压、脉搏
	物理检查	内科：心、肝、脾、肺、肾
		外科：浅表淋巴结、甲状腺、乳腺、脊柱四肢关节、肛门、外生殖器（男性）
		眼科检查：视力、辨色力、内眼、外眼、眼压
		耳鼻咽喉科：外耳道、鼓膜、听力、鼻腔、鼻窦、咽喉
		口腔科：口腔黏膜、牙齿、牙龈、颞颌关节、腮腺
		妇科：外阴、内诊
实验室检查	常规检查	血常规：白细胞计数（WBC）、红细胞计数（RBC）、血红蛋白（Hb）、血小板计数
		尿液分析：尿蛋白（PRb）、尿潜血（BLD）、尿红细胞、尿白细胞、尿比重、亚硝酸盐、便常规＋潜血
	生化检查	肝功能：谷草转氨酶、谷丙转氨酶、总胆红素
		肾功能：血尿素氮、血肌酐
		血脂：总胆固醇、三酰甘油、低密度脂蛋白胆固醇、高密度脂蛋白胆固醇
		血糖：空腹血糖、血尿酸等
辅助检查	细胞学检查	妇科病理学检查
	心电图检查	心率及心电图异常结论
	X 线检查	胸片：肺部、心脏、胸廓、纵隔、膈肌
	超声检查	腹部超声：肝、胆、胰、脾、肾、输尿管、膀胱、前列腺（男）、子宫附件（女）

2）备选项目见表 5-2。

表 5-2 体检套餐备选项目

项目分类	项目名称	目的意义
一般检查	血压监测	
实验室检查	甘油三酯、低密度脂蛋白胆固醇、高密度脂蛋白胆固醇、总胆固醇	辅助评估心血管疾病风险，对于诊断动脉硬化、冠状动脉粥样硬化等有临床意义，高密度脂蛋白水平低下是冠心病的危险因素
	载脂蛋白 A1（Apo A1）、载脂蛋白 B（Apo B）、脂蛋白（a）[Lp（a）]	

项目分类	项目名称	目的意义
实验室检查	C 反应蛋白（CRP）	C 反应蛋白是由肝脏合成的一种全身性炎症反应急性期的非特异性标志物，是心血管事件危险强有力的预测因子之一
	糖化血红蛋白	评估近 3 个月机体血糖平均水平
	口服葡萄糖耐量试验	通过测定空腹及服糖后 0.5 小时、2 小时、3 小时的血浆胰岛素水平及 C 肽水平，来了解 β 细胞的储备功能，也有助于糖尿病的分型及指导治疗
	尿微量白蛋白或白蛋白/肌酐比	反映肾损伤的早期敏感指标
专项检查	眼底检查	检查眼底视盘颜色、大小、边界形状，视网膜血管状况有无动脉硬化，黄斑部及中心凹光反射情况，视网膜有无出血渗出脱失等病变表现，诊断眼病（玻璃体、视网膜、脉络膜、视神经病变等）及发现一些全身性疾病（如高血压、肾病、糖尿病、中枢神经系统疾病等）的眼部异常
	脉搏波传导速度（PWV）和踝臂指数（ABI）检查	通过对人体主要动脉血管的功能进行早期检测，能够快速、准确、较早发现人体四肢大动脉弹性和僵硬度状况
	血管内皮功能检查	可以作为一种早期反映血管及心脏疾病的诊断手段，对于心血管疾病的早期发现、治疗评估、病情预后的判断方面具有重要意义
	经颅多普勒（TCD）	了解颅内供血、供氧情况，可早期诊断脑动脉硬化、脑血管痉挛和闭塞等
	动态血压检查	记录 24 小时血压变化，可用于早期高血压病的诊断，协助鉴别原发性、继发性和复杂高血压，指导合理用药，更好地预防心脑血管并发症的发生
	动态心电图检查	观察 24 小时心电图中心率和心律的动态变化，了解有无心律失常、心肌缺血及心脏传导阻滞等
	运动心电图检查	辅助临床对心肌缺血作出诊断，是目前诊断冠心病常用的一种辅助手段
影像检查	心脏超声	能动态显示心腔内结构、心脏的搏动和血液流动的一项检查，是诊断心脏疾病特别是先天性心脏病的有效方法
	颈动脉超声	了解血管内中膜是否增厚、有无斑块、是否有血管狭窄及狭窄程度、有无闭塞等详细情况，并能进行准确的测量及定位，特别是可检测早期动脉粥样硬化病变的存在，确诊中重度颈动脉狭窄和闭塞，对预防缺血性脑卒中有重要意义
	核素心肌灌注显像（MPI）（专项备选项目）	MPI 检查可以有效检测心肌供血状况，进而判断是否存在冠心病及心肌缺血

项目分类	项目名称	目的意义
影像检查	计算机断层扫描检测冠状动脉钙化（CAC）（专项备选项目）	冠状动脉钙化是冠状动脉粥样硬化发展至一定阶段的产物，是冠状动脉粥样硬化存在的标志；是目前定量检测冠状动脉钙化的无创影像方法
	冠脉 CTA（专项备选项目）	冠脉 CTA 也可称为冠状动脉 CT 扫描，是诊断冠心病的检查方法，指通过静脉注射造影剂后行 CT 扫描，观察冠状动脉是否通畅、有无狭窄，以及狭窄的部位和范围
	头颅 CT 血管造影（CTA）	对脑卒中高危人群进一步检查，是将 CT 增强技术与薄层、大范围、快速扫描技术相结合，通过合理的后处理，清晰显示全身各部位血管细节。具有无创和操作简便的特点，对于血管变异、血管疾病以及显示病变和血管关系有重要价值
	头颅磁共振血管造影（MRA）	可用于颅内脑实质病变或脑血管病变的诊断，如诊断头部肿瘤、脑出血、脑梗死、脑血管性疾病等
	下肢动脉超声	了解下肢动脉血管的解剖结构、管腔内径、有无动脉硬化斑块及血流量等情况
	下肢静脉超声	了解下肢静脉血管的解剖结构、管腔内径、血流通畅情况及有无血栓等情况
	腹主动脉超声	主要检查腹腔血管性疾病，如门静脉血栓形成、门静脉海绵体变形、步 – 加综合征、肾动脉狭窄、胡桃夹现象、真假腹主动脉瘤等
	双肾动脉超声	通过彩超检查比较直观的检测肾动脉内径，观测肾动脉血流，从而判断有无肾动脉狭窄及闭塞

2. 检中——完成体检项目，做好血脂异常评估质量控制

检中完成体检项目，出具分科体检报告。针对血脂异常健康管理，应注意按规范做好血脂异常相关的检查，保证检查结果的准确性。在血脂异常评估方面的质控需注意以下要点。

（1）空腹检查：检查前应空腹（禁食 12 ～ 14 小时），最后一餐忌食高脂食物和饮酒。

（2）实验室检测指标包括：包括血常规、尿常规、空腹血糖、TC、TG、LDL–C、高密度脂蛋白胆固醇（High Density Lipoprotein Cholesterol，HDL–C）、谷丙转氨酶（Alanine Aminotransferase，ALT）、谷草转氨酶（Aspartate Aminotransferase，AST）、肌酸激酶（Creatine Kinase，CK）、肌酐（Serum Creatinine，Cr）、尿素氮（Blood Urea Nitrogen，BUN）、尿酸（Uric Acid，UA）等。

3. 检后——疾病风险评估

根据体检结果，对受检者进行疾病风险评估，出具体检报告，根据 ASCVD 发病危险的分层标准，将血脂异常的人群分为三类，即低危人群、中危人群和高危人群。针对不同危险级别的血脂异常人群（见表 5–3），采用分级管理的模式实施个性化的干预策

略，并进行动态评估与调整。

表 5-3 血脂异常人群的分类管理

人群分类	判断标准	干预策略	
		干预内容	调脂目标
低危人群	＜5%	以治疗性的生活方式干预为主，如控制体重、身体活动、戒烟戒酒等	＜3.4mmol/L
中危人群	5%～9%	以治疗性的生活方式干预为主，同时辅以个性化血脂异常治疗（侧重于调脂治疗和并发症的预防性治疗）	＜3.4mmol/L
高危人群	＞10%	开展治疗性的生活方式干预、个性化血脂异常治疗和护理计划（侧重于调脂治疗和并发症的治疗），同时辅以心理健康管理	＜2.6mmol/L

4. 检后——制订血脂异常健康管理目标

血脂异常的健康管理目标是构建或修正健康理念、干预健康风险因素以及血脂异常的治疗管理等。血脂异常健康管理方案由内分泌科专科医师、护士、营养师、运动管理师及其家属等共同制订。血脂异常的干预治疗目标应结合受检者实际情况个性化定制，在制订健康管理方案的过程中，应与客户进行有效沟通，尊重客户的价值观，保护客户的隐私，充分了解客户健康诉求、生活工作条件、医疗及经济资源等，以获得客户对方案的深刻理解和全力支持，提升客户对健康管理方案的执行力。

根据 ASCVD 危险分层，设定调脂治疗干预靶点的达标值（见表 5-4）。针对 LDL-C 基线值较高不能达标者，LDL-C 至少应降低 50%，极高危人群即使 LDL-C 基线水平在达标值以内，仍应将 LDL-C 进一步降低 30%。

表 5-4 不同 ASCVD 危险人群 LDL-C/ 非 -HDL-C 治疗达标值

危险等级	LDL-C（mmol/L）	非 -HDL-C（mmol/L）
低危、中危	＜3.4	＜4.1
高危	＜2.6	＜3.4
极高危	＜1.8	＜2.6

5. 检后——确定血脂异常健康管理干预措施

（1）非药物干预。

1）护理干预原则：①非药物干预是治疗血脂异常的基础，应终身进行，循序渐进，持之以恒。②所有患者均应在开始药物治疗前，先考虑非药物干预或与药物治疗同时应用。③干预措施应具体化和个体化，并与日常生活相结合。④针对各种不健康生活方式进行综合干预。

2）护理干预内容：血脂异常患者和高危个体，无论是否选择调脂药物治疗都必须坚持改善生活方式，重点包括：①膳食指导：指导患者采用"三低一高"的饮食控制方法，即低热量、低胆固醇、低糖、高纤维膳食，耐心劝导患者戒烟、限酒。高脂血症患者的合理饮食习惯与膳食结构应该是：在满足每日必需营养需要的基础上控制总能量，合理选择各类营养要素构成比例。保持热量均衡分配，饥饱不宜过度，不要偏食，切忌暴饮暴食或塞饱式进餐，改变晚餐丰盛和入睡前吃夜宵的习惯；膳食成分应含有足够的维生素、矿物质、植物纤维及微量元素，但应适当减少食盐摄入量，减少膳食脂肪摄入，每日摄入脂肪不应超过总能量的 20%～30%，胆固醇不超过 300mg，每日烹调油少于 30g。高胆固醇血症者饱和脂肪酸摄入量应小于总能量的 7%，反式脂肪酸摄入量应小于总能量的 1%。每日摄入碳水化合物占总能量的 50%～65%，以谷类、薯类和全谷物为主，新鲜蔬菜每日 400～500g，水果 200～350g，糖摄入不应超过总能量的 10%。少饮含糖多的饮料，多喝茶。咖啡可刺激胃液分泌并增进食欲，但也不宜多饮。

②运动指导：坚持规律的中等强度代谢运动。血脂异常受检者和高危个体应保持适当的运动，运动量和运动形式可根据个体身体情况和喜好确定，注意量力而行、循序渐进，以运动后第 2 天感觉精力充沛、无不适感为宜。适宜进行快走、慢跑、骑自行车、游泳、广播操、登山等有氧运动，运动强度达到中等强度，运动频度一般每周 5～7 次，运动持续时间每次或每日累计达到 30 分钟及以上。对于心血管病极高危者，开始运动前应先进行运动负荷试验，充分评估运动安全性。

③控制体重：超重或肥胖者能量摄入应低于能量消耗，每日膳食总能量减 300～500kcal（1kcal=4.186kJ），改善饮食结构，增加身体活动，每天至少消耗 200kcal 热量，努力将体质量指数（Body Mass Index，BMI）控制在 18.5～23.9kg/m^2 的正常范围，同时腰围男性不超过 90cm，女性不超过 85 cm。

④戒烟限酒：完全戒烟和有效避免吸入二手烟，可降低心血管病风险，烟瘾小者可采取一次性完全戒断法，烟瘾大者逐步减少吸烟量，戒断症状明显的可用尼古丁替代疗法，不用零食代替烟草以免引起血糖升高和超重肥胖。提倡限制饮酒，有长期过量饮酒嗜好者应减少饮酒量，并选择低度酒，酒精依赖者可借助药物治疗戒酒。

⑤健康教育：A. 疾病知识宣教：健康教育护理人员通过图文分析与文字讲解等方式进行教育干预，疾病知识宣教着重围绕血脂异常发生原因、临床症状、心脑血管疾病相关性、生活方式对血脂影响等内容开展；B. 心理护理：血脂异常受检者在被确诊的初期，会因担心病情而出现不良的情绪。要及时进行沟通交流，了解心理状态，使其保持乐观的情绪，避免情绪波动较大，每日做到劳逸结合，放松紧张心情，告知受检者定期至医院体检的重要性，以及血脂异常受检者进行饮食控制和加强运动的必要性，增强信心，缓解其不良的情绪。

⑥跟踪随访：A. 通过电话、短信或家庭每月随访 1 次，了解干预措施的实施情况和健康情况，根据受检者在执行健康管理方案中存在的问题，进行针对性的指导；B. 若通过饮食、运动不能调节好血脂水平，则帮助其在医生的指导下，根据自身的不同情况，选择降脂作用好、不良反应小的降脂药物。这些副作用在停药后可自行减轻或消失，嘱咐患者不必担心。但也应告诉患者不能单纯靠药物降低血脂，因停药后血脂还会有所回升，所以应强调饮食、运动等非药物疗法。在用药期间应定期复查肝肾功能、血常规。遵医服药和定期复查。

（2）药物干预。

1）治疗原则：根据个体心血管病危险程度，决定是否启动药物调脂治疗。①将降低 LDL-C 水平作为首要干预靶点，调脂治疗目标值根据心血管病危险分层设定。②首选他汀类药物。③治疗过程中注意监测血脂和药物不良反应。初始药物治疗过程 1～2 个月复查，血脂未达标且无不良反应，每 3～6 个月复查，治疗达标且无不良反应，每 6～12 个月复查。

2）调脂药物的种类：调脂药物主要有六大类，即他汀类、贝特类、胆固醇吸收抑制剂、烟酸、高纯度鱼油制剂和其他调脂药，以他汀类和贝特类为主要调脂药物。每一类药物有各自的作用特点，基层医生应掌握常用调脂药的适应证、常用剂量和常见不良反应，根据具体情况选择合适的药物。

3）调脂药物选择：优先考虑 LDL-C 达标，兼顾 TC 和 TG。首选他汀类药物进行调脂治疗。根据个体状况、合并用药、肝肾功能、10 年心血管病风险、调脂强度等情况综合确定。

6. 检后——执行血脂异常健康管理方案

由健康管理师在专家的指导下负责安排，并对健康管理方案进行分解，绘制执行安排表（见表 5-5），其内容应包括如下信息：执行内容、执行时间、执行人、执行方式、执行评价、存在问题及其分析等。

表 5-5　健康管理计划执行记录

计划内容	执行时间	执行人	执行方式	执行评价	存在问题及其分析
内容 1	×××× 年 × 月 × 日	×××	×××	优	×××
内容 2	×××× 年 × 月 × 日	×××	×××	良	×××
内容 3	×××× 年 × 月 × 日	×××	×××	差	×××
……	……	……	……	……	……

（1）执行内容的制定：参照前述饮食、营养、运动、戒烟、心理、药物等干预措施，结合客户的实际情况，个性化定制。

（2）执行方式：通常包含健康教育、电话随访、上门随访、门诊就诊、住院治疗、MDT 会诊等形式。

（3）执行情况评价标准。①优：按计划及时完成全部计划内容，≥ 95% 的计划内容取得预期效果。②良：完成 80% 的计划内容，但有 ≥ 20% 的计划内容未取得预期效果。③一般：完成超过 70% 计划内容，和（或）≥ 30% 的计划未取得预期效果。④差：完成计划 ≤ 50% 的计划内容，和（或）40% 的计划未取得预期效果。

（4）实施健康管理计划的注意事项。①告知客户健康管理计划的内容和要求，全面理解健康管理计划，并获得客户认可。②建立与客户的沟通机制，提供及时的咨询服务。③妥善保存客户健康信息，确保客户个人隐私权不受侵犯。④计划的制订是基于客户当前健康评估报告，在执行过程中客户新的问题不断显现，需要对计划进行动态调整，以保证客户健康管理效果。

7. 血脂健康管理绩效评价

血脂异常健康管理评价分为过程性评价和效果评价，应定期对血脂异常健康管理工作情况进行评价（见表5-6）。

（1）过程性评价指标：工作人员专业知识考核合格率、血脂异常筛查率和发现率、三类人群健康管理率、规范管理率等。

（2）效果性评价指标：血脂异常防治知识知晓率、血脂知晓率、高危人群转归率、服药率、血脂控制率等。

表 5-6　血脂异常健康管理评价指标

评价内容	评价指标
组织管理	制订血脂异常综合防治工作计划；制定相关管理制度，实施内部质量控制
业务培训	工作人员专业知识考核合格率
血脂异常筛查	血脂异常筛查率；血脂异常发现率
一般个体管理	一般个体动态管理率
高危个体管理	高危个体健康管理率；高危个体规范管理率
患者管理	患者健康管理率；患者规范管理率
防治效果	血脂异常防治知识知晓率；血脂知晓率；高危人群转归率；服药率；血脂控制率

（三）健康管理护理查房

1. 病例汇报

某先生，男，25岁，公司职员，文化程度本科，于2021年5月24日到四川省人民医院健康管理中心晓康之家分部做常规健康体检。自诉血脂异常1年，未干预治疗，根据体检客户的需求以及病史，制订个性化体检套餐（见表5-7）。

表 5-7　个性化体检套餐

科室	申请项目
一般检查及病史	一般检查，病史及生活史
内科	内科
眼科	眼科（含色觉）眼压
耳鼻喉科	耳鼻喉科
口腔科	口腔科
幽门螺杆菌检测	^{13}C 呼气试验
心电图室	心电图
彩超室	全腹彩超、甲状腺彩超及颈部淋巴结
	心脏彩超、颈动脉彩超
肝纤维化检测室	超声诊断仪肝纤维化无创诊断
放射科（DR）	胸部正侧位

科室	申请项目
采血室	糖化血红蛋白
	肝功 1
	肾功 1
	高密度脂蛋白胆固醇
	低密度脂蛋白胆固醇
	PSA
	AFP
	FPSA
	CEA
	总胆固醇
	甘油三酯
	胃蛋白酶原Ⅰ（PGⅠ）、胃蛋白酶原Ⅱ（PGⅡ）
	甲功五项
	胃泌素 –17（G–17）
	尿常规
	尿微量蛋白 / 肌酐

（1）一般情况及病史见表 5–8。

表 5–8　一般情况及病史

项目名称	检查结果
身高	178cm
体重	69kg
体重指数	$21.8kg/m^2$
腰围	80cm，正常
臀围	98cm
腰臀比	0.82，正常
颈围	37cm
脉搏	63 次 / 分
脉搏结论	正常
收缩压	143mmHg
舒张压	62mmHg

续表

项目名称	检查结果
血压结论	收缩压增高
运动	无，经常熬夜，生活不规律
饮食	偏咸，偏油，经常点外卖
吸烟	7 年以上，量不定
饮酒	无
药物过敏史	无
现病史	无特殊
既往史	血脂异常 1 年，未干预治疗
手术史	无
家族史	无类似病史、无家族性遗传性病史

（2）查体：未见明显异常。

（3）实验室及辅助检查结果。

1）实验室相关结果见表 5-9。

表 5-9 实验室相关结果

缩写	项目名称	结果	提示	单位	参考范围
TP	总蛋白	77.9		g/L	65.0 ～ 85.0
ALB	白蛋白	46.6		g/L	40.0 ～ 55.0
GLB	球蛋白	31.3		g/L	20.0 ～ 40.0
A/G	白球比	1.49			1.2 ～ 2.4
AST	天冬氨酸氨基转移酶	14	↓	U/L	15 ～ 40
ALT	丙氨酸氨基转移酶	15		U/L	9 ～ 50
AST/ALT	谷草 / 谷丙	0.9			
GGT	γ - 谷氨酰基转肽酶	20		U/L	10 ～ 60
TBIL	总胆红素	11.1		μmol/L	0.00 ～ 23.00
D-BIL	直接胆红素	2.6		μmol/L	0 ～ 8.0
I-BIL	间接胆红素	8.4		μmol/L	0 ～ 20.0
UREA	尿素	5.57		mmol/L	2.90 ～ 8.20
CREA	肌酐	93.4		μmol/L	59.0 ～ 104.0
	尿素 / 肌酐	0.06			
Cys-C	胱抑素 -C	1.1		mg/L	0.59 ～ 1.15

缩写	项目名称	结果	提示	单位	参考范围
eGFR	估算肾小球滤过率	77		mL/min	
GLU	葡萄糖	5.01		mmol/l	3.90～6.11
UA	尿酸	435	↑	μmol/L	155～428
Ca	钙	2.42		mmol/L	2.10～2.90
TC	总胆固醇	9.49	↑	mmol/L	3.9～5.20
TG	甘油三酯	2.25	↑	mmol/L	0.60～1.70
LDL-C	低密度脂蛋白胆固醇	7.17	↑	mmol/L	1.00～3.30
HDL-C	高密度脂蛋白胆固醇	1.04		mmol/L	1.03～1.55

2）影像检查结果：腹部彩超、心脏彩超、颈动脉彩超均提示未见明显异常。

（4）体检主要诊断。

1）主要诊断：①混合性高脂血症。②慢性咽炎。③牙结石：阻生齿。

2）指标异常：①收缩压增高。②电轴左偏。

（5）主要治疗措施。

1）治疗性生活方式改变：包括营养和治疗及规律的体力活动等。

2）药物治疗：合理使用降脂药物。

2. 护理干预

（1）护理评估。

1）健康史：询问受检者有无糖尿病等内分泌代谢障碍性疾病；评估血脂异常的发病原因，有无疾病相关因素。了解患者的生活方式、饮食习惯。

2）身体状况：评估患者是否出现伴随症状，如动脉粥样硬化、冠心病、高血压、糖尿病、肥胖症、黄色瘤、早发型角膜环等。

3）心理—社会状况：患者随着病程延长出现各种并发症，加之对疾病知识的缺乏极易产生恐惧、焦虑等情绪，应做好心理评估，帮助其积极面对疾病。

（2）护理问题—护理目标—护理措施—护理评价。

1）护理问题：头晕——与脑动脉硬化及血液黏稠度升高导致脑缺血、缺氧有关。

护理目标：控制好血脂水平，避免脑缺血、缺氧的发生。

护理措施：禁烟禁酒；保证充足的睡眠；合理膳食；坚持运动。

护理评价：目前无头晕症状。

2）护理问题：乏力——与脂肪代谢紊乱及循环障碍有关。

护理目标：提高患者活动耐受度。

护理措施：注意休息，保证规律的生活和学习；合理膳食结构；进行适当的体育锻炼。

护理评价：目前活动耐受度良好。

3）护理问题：营养失调——高于机体需要量，与体内脂肪组织、血液中脂质增加有关。

护理目标：体重控制在正常范围内。

护理措施：合理膳食结构，限制总热量，低脂膳食，高纤维膳食；限盐；限油。

护理评价：目前体重正常，营养状态良好。

4）护理问题：自我形象紊乱——眼袋明显、黄色瘤与脂肪代谢有关。

护理目标：通过对疾病的了解和认识，能够正视自己，接纳自己，提高对形体改变的认知和适应能力。

护理措施：情感支持：要以尊重和关心的态度与受检者多交谈，鼓励患者表达心理感受；提高适应能力：帮助患者及家属正确认识疾病所致的形体外观改变，提高对形体改变的认知和适应能力；指导改善身体改观的方法，鼓励正常参加社交活动。

护理评价：目前对疾病的认知能力、自我适应能力良好。

5）护理问题：有受伤的危险——与脂质异位沉积导致肌腱损害有关。

护理目标：控制好血脂，避免脂质异位沉积。

护理措施：预防自发性跟腱断裂的发生；指导遵医嘱正确服用降脂药；指导其进行治疗性生活方式改变。

护理评价：目前未发生受伤。

6）护理问题：潜在并发症——急性胰腺炎与高脂血症乳糜微粒栓子阻塞胰腺血管，引起胰腺组织细胞坏死有关。

护理目标：及时发现和处理可能引起急性胰腺炎的危险因素，杜绝急性胰腺炎的发生。

护理措施：指导遵医嘱正确服用降脂药，积极把血脂控制在正常范围内。

护理评价：目前患者未发生急性胰腺炎。

7）护理问题：焦虑——与担心疾病有关。

护理目标：正确面对疾病，通过有效的心理护理使受检者焦虑减轻或消失。

护理措施：认真倾听患者的主诉，给予心理支持；讲解相关疾病的知识，正确指导受检者。

护理评价：目前情绪稳定。

8）护理问题：知识缺乏——与缺乏疾病相关知识有关。

护理目标：能正确面对疾病，了解认识血脂异常的相关疾病知识，积极配合治疗。

护理措施：向受检者讲解疾病相关知识，做好健康宣教；多与受检者沟通交流，认真听其主诉，做好心理护理；指导患者遵医嘱用药，做好用药指导。

护理评价：患者了解疾病相关知识，积极配合治疗。

3. 跟踪随访

（1）定期打电话回访。

（2）追踪了解患者的用药情况。

（3）追踪了解饮食和运动方式改变情况。

（4）追踪了解作息时间调整情况，保证规律的生活和学习。

4. 护理措施具体实施情况

（1）根据该客户的年龄、身体指标、不良饮食习惯等制订饮食计划见表5–10。

表 5-10　饮食计划

食物类别	谷薯类杂豆类	蔬菜类水果类	鱼禽蛋瘦肉	乳制品大豆坚果	食用油食盐
重要建议	最好选择 1/3 的全谷类食物	选择多种多样的新鲜蔬菜类，叶类及深色蔬菜占 1/2 以上	优先选鱼和禽类，要吃瘦肉，鸡蛋不弃蛋黄	每天吃奶制品，经常吃豆制品，适量吃坚果类	应避免高盐、加糖、油炸等烹调方式
	全日总能量 2314 kcal	蛋白质供能百分比	脂肪供能百分比	碳水化合物供能百分比	
		蛋白质总量 104.3 g	脂肪总量 64.9 g	碳水化合物总量 328.8 g	
		蛋白质供能占总能量百分比 18%	脂肪供能占总能量百分比 25%	碳水化合物供能占总能量百分比 57%	
	早加餐能量比	早餐能量比	午餐能量比	午加餐能量比	晚餐能量比
	早加餐能量 171 kcal	早餐能量 526 kcal	午餐能量 818 kcal	午加餐能量 158 kcal	晚餐能量 641 kcal
	占总能量百分比 7%	占总能量百分比 23%	占总能量百分比 35%	占总能量百分比 7%	占总能量百分比 28%
早餐	薯类 200 g；鸡蛋 1 个；纯牛奶 1 盒（250 mL）；水果 200 g				
加餐	坚果类 10 g；水果 200 g				
午餐	杂粮饭 1.5 碗；畜禽肉类 50 g；蔬菜 200 g				
加餐	无糖酸奶 1 盒（150 mL）；水果 100 g				
晚餐	杂粮饭 1 碗；水产品类 75 g；蔬菜 200 g				
其他	植物油 25 g；盐 < 5 g；饮用水 > 2000 mL				
其他提示	餐单中如有运用有参照物，则手掌以中等身材成年女性的手为参考；碗为标准碗（内径 11cm 的普通碗）。此方案根据您目前个体特点个性化定制，不可用于他人。以上推荐食谱为举例食单，须及时与营养师沟通饮食原则等。及时上报相应的数据及用餐情况，随时与营养师沟通。营养师会根据实际情况随时调整。油脂及食用盐的摄入品类及其他注意事项需要及时反馈				

（2）根据该客户年龄和身体指标，除日常生活活动外，制订中等强度运动，具体运动计划见表5-11。

表5-11　运动计划

基本资料

| 姓名： | ××× | 性别： | 男 | 年龄： | 25 | 体检号： | ××× |
| 身高： | 178 | 体重： | 69 | BMI： | 21.8 | 腰臀比： | 0.82 |

主要问题：高脂血症、血压较高

活动类型：日常工作

运动需求：改善血脂、降低血压

运动建议：

热身阶段

运动前进行5～10分钟的低强度有氧运动，充分热身，防止运动损伤

有氧训练（3～4次/周，20～40分/次，114～155次/分）

椭圆机

爬楼梯

慢跑

自行车

注意：出现不适症状，停止运动并休息；疲劳感应在运动完30分钟内恢复

力量训练（1～2次/周，20～30分/次）

器械

自重训练

注意：避免运动中过度憋气，调节呼吸；动作若出现疼痛立刻停止运动

柔性训练

每次运动后有紧绷感或轻微撕扯感

拉伸运动肌群，每个动作20～30秒

（3）健康教育。

1）告知受检者高脂血症对人体的危害性及采取不同干预方式的时机。血脂异常最主要的危害在于增加患者缺血性心血管疾病的危险性。《中国成人血脂异常防治指南（2007年）》建议结合血脂水平综合评估心血管病的发病危险等级（见表5-12），等级越高，调脂治疗应越积极。

表5-12　人群血脂异常危险等级（mmol/L）

危险因素	危险等级
血脂	TC 5.18～6.19 或 LDL-C 3.37～4.12
无高血压且其他危险因素＜3	低危

危险因素	危险等级
高血压或其他危险因素≥3	低危
高血压或其他危险因素≥1	中危
冠心病或其他病症	高危

2）告知受检者血脂异常以外的心血管病主要危险因素包括：①高血压（血压≥140/90mmHg 或已接受降压药物治疗）。②吸烟。③低 HDL-C 血症（HDL-C＜1.04mmol/L）。④肥胖［体重指数（BMI）≥28］等。

3）治疗性生活方式改变（TLC）：要向受检者和家属讲解相关知识，告知改变生活方式是降低治疗的基本措施。

4）指导患者积极治疗影响血脂代谢的有关疾病。

5）定期体检：45 岁以上中年人、肥胖者、有高脂血症家族史者、经常应酬者、高度精神紧张工作者，都属于高脂血症的高危对象，应定期（至少每年 1 次）检查血脂。

（4）口服降脂药的护理：①遵医嘱正确服用降脂药，定期复查血液（血脂、肝肾功等）各项指标以观察疗效和为调整治疗方案提供依据。②观察药物不良反应，及时报告医生进行干预。③告知受检者药物治疗要谨遵医嘱，不得中途停药，否则易复发或反跳。④避免使用干扰脂代谢的药物。

血脂异常高危个体随访管理表见表 5-13。

表 5-13　血脂异常高危个体随访管理表

随访日期	年 月 日	年 月 日	年 月 日	年 月 日
随访方式	1 门诊 2 家庭 3 远程□	1 门诊 2 家庭 3 远程□	1 门诊 2 家庭 3 远程□	1 门诊 2 家庭 3 远程□
危险因素　1 超重或肥胖				
2 高热量或高脂饮食				
3 静坐生活方式				
4 家族性高脂血症				
5 男性≥40 周岁或绝经后女性				
体征　血压（mmHg）				
体重（kg）	/	/	/	/
身高（cm）				
体质量指数（kg/m²）				
腰围（cm）	/	/	/	/
其他				

续表

生活方式指导	日吸烟量（支）	/	/	/	/
	日饮酒量（两）	/	/	/	/
	运动	次/周，分/次 次/周，分/次	次/周，分/次 次/周，分/次	次/周，分/次 次/周，分/次	次/周，分/次 次/周，分/次
	饮食习惯	1荤素均衡 2荤食为主 3素食为主□	1荤素均衡 2荤食为主 3素食为主□	1荤素均衡 2荤食为主 3素食为主□	1荤素均衡 2荤食为主 3素食为主□
	食用油摄入情况（g/d）	/	/	/	/
	主食（g/d）	/	/	/	/
	红肉类（g/d）	/	/	/	/
	心理调整	1良好2一般3差□	1良好2一般3差□	1良好2一般3差□	1良好2一般3差□
	遵医行为	1良好2一般3差□	1良好2一般3差□	1良好2一般3差□	1良好2一般3差□
辅助检查	总胆固醇（mmol/L）				
	低密度脂蛋白胆固醇（mmol/L）				
	高密度脂蛋白胆固醇（mmol/L）				
	甘油三酯（mmol/L）				
	空腹血糖（mmol/L）				
	其他检查（U/L）	谷丙转氨酶 谷草转氨酶 肌酸激酶	谷丙转氨酶 谷草转氨酶 肌酸激酶	谷丙转氨酶 谷草转氨酶 肌酸激酶	谷丙转氨酶 谷草转氨酶 肌酸激酶
接受管理程度		1接受2不接受□	1接受2不接受□	1接受2不接受□	1接受2不接受□
此次随访分类		1控制满意 2控制不满意□	1控制满意 2控制不满意□	1控制满意 2控制不满意□	1控制满意 2控制不满意□
转归情况	是否转归	1是2否□	1是2否□	1是2否□	1是2否□
	原因				
	转归类别	1一般人群 2血脂异常患者□	1一般人群 2血脂异常患者□	1一般人群 2血脂异常患者□	1一般人群 2血脂异常患者□
下次随访日期		年 月 日	年 月 日	年 月 日	年 月 日
随访医生签名					

注："/"前填写现况，"/"后填写建议目标。

血脂异常受检者随访管理表见表 5-14。

表 5-14　血脂异常受检者随访管理表

随访日期		年 月 日	年 月 日	年 月 日	年 月 日
随访方式		1 门诊 2 家庭 3 远程□	1 门诊 2 家庭 3 远程□	1 门诊 2 家庭 3 远程□	1 门诊 2 家庭 3 远程□
症状	1 无症状				
	2 头晕				
	3 心悸胸闷				
	4 手脚麻木				
	5 快走后疼痛				
合并症/ 并发症	1 高血压				
	2 糖尿病				
	3 冠心病				
	4 缺血性脑卒中				
	5 外周动脉粥样硬 化病				
体征	血压（mmHg）				
	心率（次/分）				
	体重（kg）	/	/	/	/
	身高（cm）				
	体质量指数（kg/m^2）				
	腰围（cm）	/	/	/	/
	其他				
生活 方式 指导	日吸烟量（支）	/	/	/	/
	日饮酒量（两）	/	/	/	/
生活 方式 指导	运动	次/周，分/次 次/周，分/次	次/周，分/次 次/周，分/次	次/周，分/次 次/周，分/次	次/周，分/次 次/周，分/次
	饮食习惯	1 荤素均衡 2 荤食为主 3 素食为主□	1 荤素均衡 2 荤食为主 3 素食为主□	1 荤素均衡 2 荤食为主 3 素食为主□	1 荤素均衡 2 荤食为主 3 素食为主□
	食用油摄入（g/d）	/	/	/	/
	主食（g/d）	/	/	/	/
	红肉类（g/d）	/	/	/	/

生活方式指导	心理调整	1 良好 2 一般 3 差□	1 良好 2 一般 3 差□	1 良好 2 一般 3 差□	1 良好 2 一般 3 差□
	遵医行为	1 良好 2 一般 3 差□	1 良好 2 一般 3 差□	1 良好 2 一般 3 差□	1 良好 2 一般 3 差□
辅助检查	总胆固醇（mmol/L）				
	低密度脂蛋白胆固醇（mmol/L）				
	高密度脂蛋白胆固醇（mmol/L）				
	甘油三酯（mmol/L）				
	空腹血糖（mmol/L）				
	其他检查（U/L）	谷丙转氨酶 谷草转氨酶 肌酸激酶	谷丙转氨酶 谷草转氨酶 肌酸激酶	谷丙转氨酶 谷草转氨酶 肌酸激酶	谷丙转氨酶 谷草转氨酶 肌酸激酶
服药依从性		1 规律 2 间断 3 不服药□	1 规律 2 间断 3 不服药□	1 规律 2 间断 3 不服药□	1 规律 2 间断 3 不服药□
药物不良反应		1 无 2 有□	1 无 2 有□	1 无 2 有□	1 无 2 有□
接受管理程度		1 接受 2 不接受□	1 接受 2 不接受□	1 接受 2 不接受□	1 接受 2 不接受□
此次随访分类		1 控制满意 2 控制不满意 3 不良反应 4 并发症/合并症□	1 控制满意 2 控制不满意 3 不良反应 4 并发症/合并症□	1 控制满意 2 控制不满意 3 不良反应 4 并发症/合并症□	1 控制满意 2 控制不满意 3 不良反应 4 并发症/合并症□
调脂用药情况	药物名称 1				
	用法用量	次/日，mg/次	次/日，mg/次	次/日，mg/次	次/日，mg/次
	药物名称 2				
	用法用量	次/日，mg/次	次/日，mg/次	次/日，mg/次	次/日，mg/次
	药物名称 3				
	用法用量	次/日，mg/次	次/日，mg/次	次/日，mg/次	次/日，mg/次
下次随访日期		年 月 日	年 月 日	年 月 日	年 月 日
随访医生签名					

注："/"前填写现况，"/"后填写建议目标。

（四）护理干预后效果评价

健康管理干预后的血脂对比。2021 年 6 月 7 日（两周后）的第一次血脂复查结果见表 5–15。总胆固醇开始下降，甘油三酯降至正常。

表 5–15　第一次血脂复查结果

缩写	项目名称	结果	提示	单位	参考范围
GLU	葡萄糖	5.3		mmol/L	3.90～6.11
TC	总胆固醇	9.38	↑	mmol/L	3.9～5.20
TG	甘油三酯	1.46		mmol/L	0.60～1.70
LDL–C	低密度脂蛋白胆固醇	7.54	↑	mmol/L	1.00～3.30
HDL–C	高密度脂蛋白胆固醇	0.96	↓	mmol/L	1.03～1.55
Apo–A1	载脂蛋白 A1	1.02	↓	g/L	1.05～1.75
Apo–B	载脂蛋白 –B	＞2.20	↑	g/L	0.60～1.40
ApoA1/B	载脂蛋白 A1/B	0.46			
LP（a）	脂蛋白（a）	420.23	↑	mg/L	＜300
Hcy	同型半胱氨酸	21			

2021 年 7 月 5 日（一个月后）第二次血脂复查结果见表 5–16。总胆固醇、LDL–C明显下降，HDL–C 恢复正常。

表 5–16　第二次血脂复查结果

缩写	项目名称	结果	提示	单位	参考范围
TP	总蛋白	80.4		g/L	65.0～85.0
ALB	白蛋白	48.3		g/L	40.0～55.0
GLB	球蛋白	32.1		g/L	20.0～40.0
A/G	白球比	1.5			1.2～2.4
AST	天冬氨酸氨基转移酶	22		U/L	15～40
ALT	丙氨酸氨基转移酶	32		U/L	9～50
AST/ALT	谷草/谷丙	0.7			
GGT	γ–谷氨酰基转肽酶	26		U/L	10～60
TBIL	总胆红素	12.1		μmol/L	0～23.00
D–BIL	直接胆红素	3.9		μmol/L	0～8.0
I–BIL	间接胆红素	8.2		μmol/L	0～20.0
UREA	尿素	3.18		mmol/L	2.90～8.20
CREA	肌酐	95.7		μmol/L	59.0～104.0
	尿素/肌酐	0.03			
Cys–C	胱抑素 –C	1.1		mg/L	0.59～1.15

续表

缩写	项目名称	结果	提示	单位	参考范围
eGFR	估算肾小球滤过率	77		mL/min	
GLU	葡萄糖	5.23		mmol/l	3.90～6.11
UA	尿酸	443	↑	μmol/L	155～428
Ca	钙	2.49		mmol/L	2.10～2.90
TC	总胆固醇	5.74	↑	mmol/L	3.9～5.20
TG	甘油三酯	1.11		mmol/L	0.60～1.70
LDL–C	低密度脂蛋白胆固醇	4.19	↑	mmol/L	1.00～3.30
HDL–C	高密度脂蛋白胆固醇	1.14		mmol/L	1.03～1.55

第四节 糖尿病的健康管理护理及护理查房

（一）概述

1. 概念

糖尿病是一组由多病因引起的以慢性高血糖为特征的代谢性疾病，由胰岛素分泌和（或）作用缺陷引起。

2. 分类

糖尿病分为 4 型，包括 1 型糖尿病、2 型糖尿病、其他特殊类型糖尿病和妊娠期糖尿病，其中以 2 型糖尿病为主。

（二）健康管理护理查房

1. 病史

姓名：杨××；性别：男；年龄：67；婚姻：已婚；文化：小学文化；既往史：无；现病史：糖尿病；手术史：无；过敏史：无；吸烟史：偶尔；饮酒史：偶尔。

2. 体检项目

检验科：血常规、生化、糖化血红蛋白、癌胚筛查、尿常规。

彩超：腹部彩超、甲状腺彩超。

心血管彩超：心脏彩超、颈部血管彩超。

CT：胸部 CT。

一般检查、内科、外科、耳鼻喉、眼科（眼底）。

3. 身体评估

身高：156cm；体重：55kg；BMI：22.6kg/m²；腰围：82cm；臀围：84cm；血压：109/65mmHg；心率：85 次 / 分；脉搏：84 次 / 分。

4. 实验室检查

葡萄糖：17.49mmol/L↑；糖化血红蛋白：11.67%↑；尿酸：219mmol/L；肌酐：55.2μmol/L；尿糖：3+；酮体：2+；总胆固醇：4.13μmol/L。

5. 相关护理干预

（1）焦虑。

1）护理问题：与糖尿病慢性并发症、长期治疗导致经济负担加重有关。

2）护理目标：焦虑情绪减轻或消失。

3）护理措施：①多与受检者沟通，了解所需，给予帮助。②耐心解释病情，糖尿病目前虽不能根治，但坚持治疗一样可以正常生活工作。③指导受检者摆脱焦虑情绪的方法：增加运动；病情许可时适当地户外活动；培养有益的兴趣与爱好。

4）护理评价：情绪较之前有所稳定。

（2）知识缺乏。

1）护理问题：缺乏糖尿病的预防和自我护理知识，与文化程度低有关。

2）护理目标：受检者能够描述糖尿病的症状及一般治疗方案；能合理控制饮食；能自我监测血糖；能适当运动。

3）护理措施：①向受检者及家属讲述糖尿病的概念、治疗及预后。②教会受检者及家属根据标准体重、热量标准来计算饮食中的蛋白质、脂肪和碳水化合物的含量，并合理分配三餐食物及膳食结构。③选择适当的运动方式，确定运动强度，确保运动安全等。④指导预防和紧急处理低血糖。

4）护理评价：相较之前，受检者更好地了解糖尿病；能够正确地自我监测血糖；适当运动和合理膳食。

（3）潜在并发症。

1）护理问题：酮症酸中毒、高渗性昏迷。

2）护理目标：未发生糖尿病急性并发症或发生时能被及时发现和处理。

3）护理措施：①定期监测血糖，了解血糖的控制水平。②合理用药，不要随意减量或停用药物。③保证充足的水分摄入，鼓励主动饮水。④加强生活护理，特别注意皮肤、口腔护理。

4）护理评价：无糖尿病急性并发症发生。

（三）健康管理护理干预及效果评价

1. 营养干预

（1）糖尿病高危人群营养干预目标是控制血糖、血脂、血压，合理饮食，控制体重。超重或肥胖者 BMI 控制在接近或低于 $24kg/m^2$，并使体重长期维持在健康水平。其指导方法如下。

1）摄入总量要合理：根据个体的 BMI、腰围，判定其体型，制订减重目标。我国健康成年人正常 BMI 范围为 $18.5 \sim 23.9kg/m^2$，BMI 在 $24 \sim 27.9kg/m^2$ 为超重，$\geq 28kg/m^2$ 为肥胖，$< 18.5kg/m^2$ 为消瘦。中国成年人中心性肥胖腰围值：男性 $\geq 90cm$，女性 $\geq 85cm$。参考《中国居民膳食营养素参考摄入量（2022 版）》推荐的中国居民膳食能量需要量（表 5–17），超重或肥胖者可在原能量摄入基础上减少 $300 \sim 500kcal$（或减少 30% 能量摄入）。对于需要减少的能量，宜采用增加身体活动量和控制饮食相结合的方法，其中 50% 应该通过增加身体活动来消耗能量，另外 50% 可减少膳食总量的摄入量来实现。

表 5-17 中国居民膳食能量需要量 单位: kcal

年龄（岁）	身体活动水平（轻）		身体活动水平（中）		身体活动水平（重）	
	男	女	男	女	男	女
18	2250	1800	2600	2100	3000	2400
50	2100	1750	2450	2050	2800	2350
65	2050	1700	2350	1950		
80	1900	1500	2200	1750		

2）主食粗细巧搭配：主食应增加全谷物和杂豆类食物，注意富含膳食纤维食物的摄入。烹调主食时，大米可与全谷物稻米（糙米）、杂粮（燕麦、小米、荞麦、玉米等）及杂豆（红小豆、绿豆、芸豆、花豆等）搭配食用。

3）脂肪蛋白精计算：脂类的推荐摄入量主要是指脂肪的摄入量和种类，膳食脂肪推荐量占膳食总能量的 20%～30%，其中饱和脂肪酸功能占膳食总供能百分比应＜10%。蛋白质摄入量宜占膳食总能量的 15%～20%。根据能量摄入量，将全天食物所提供的能量按照餐次分配，一般按照早、中、晚餐能量比为 2：4：4 或 3：4：3 的比例分配。

4）合适工具来帮忙：油和盐的总摄入量较少，可用控油壶、控盐勺等帮助实现。

5）饮食技巧需掌握：应选择健康食谱，选择无糖的健康饮料，学会估算食物分量，养成合理饮食的习惯和烹调的技巧，少加盐和味精，宜蒸煮炒，不宜煎油炸，增加蔬菜的摄入，尝试低脂肪的替代品，减少油脂，选用全谷物等。

（2）糖尿病受检者的营养干预目标包括：维持健康体重，超重/肥胖患者减重的目标是 3～6 个月减轻体重的 5%～10%，消瘦者应通过合理的营养计划达到并长期维持理想体重；膳食营养均衡，满足患者对微量营养素的需求；达到并维持理想的血糖水平，降低 HbA1c 水平；减少心血管疾病的危险因素，包括控制血脂异常和高血压；控制添加糖的摄入，不喝含糖饮料。其营养指导方法如下。

1）能量：应当接受个体化能量平衡计划，目标是既要达到或维持理想体重，又要满足不同情况下的营养需求。超重或肥胖者，应减轻体重，就减重效果而言，限制能量摄入比单纯调整营养素比例更关键。不推荐 2 型糖尿病患者长期接受极低能量（＜800kcal/d）的营养治疗。

2）碳水化合物：膳食中碳水化合物所提供的能量应占总能量的 50%～65%。对碳水化合物的数量、质量的管理是血糖控制的关键环节。低血糖指数食物有利于血糖控制，但应同时考虑血糖负荷。适量摄入糖醇和非营养性甜味剂是安全的。过多蔗糖分解后生成的果糖或添加过量果糖易致 TG 合成增多，不利于脂肪代谢。

3）脂肪：膳食中由脂肪提供的能量应占总能量的 20%～30%。饱和脂肪酸摄入量不应超过饮食总能量的 7%，尽量减少反式脂肪酸的摄入。单不饱和脂肪酸是较好的膳食脂肪酸来源，在总脂肪摄入中的供能比宜达到 10%～20%。多不饱和脂肪酸摄入不宜超过总能量摄入的 10%，适当增加富含 n-3 脂肪酸的摄入比例。参考《中国居民膳食指南》，应控制膳食中胆固醇的过多摄入。

4）蛋白质：肾功能正常的糖尿病患者，蛋白质的摄入量可占供能比的 15%～20%，保证优质蛋白质比例超过 1/3。推荐蛋白摄入量每天约 0.8 g/kg，过高的蛋白摄入（如每天＞1.3 g/kg）与蛋白尿升高、肾功能下降、心血管及死亡风险增加有关，低于每天 0.8 g/kg 的蛋白摄入并不能延缓糖尿病肾病进展，已开始透析患者蛋白摄入量可适当增加。蛋白质来源应以优质动物蛋白为主，必要时可补充复方 α–酮酸制剂。

5）饮酒：不推荐糖尿病患者饮酒。若饮酒应计算酒精中所含的总能量。女性一天饮酒的酒精量不超过 15g，男性不超过 25g（15g 酒精相当于 350mL 啤酒、150mL 葡萄酒或 45mL 蒸馏酒）。每周饮酒不超过 2 次。应警惕酒精可能诱发的低血糖，避免空腹饮酒。

6）膳食纤维：豆类、富含纤维的谷物类（每份食物≥5g 纤维）、水果、蔬菜和全谷物食物均为膳食纤维的良好来源。提高膳食纤维摄入对健康有益。建议糖尿病受检者达到膳食纤维每日推荐摄入量，即 10～14g/1000kcal。

7）钠：食盐摄入量限制在每天 6g 以内，每日钠摄入量不超过 2000mg，合并高血压患者更应严格限制摄入量。同时应限制摄入含钠高的调味品或食物，如味精、酱油、调味酱、腌制品、盐浸等加工食品等。

8）微量营养素：糖尿病受检者容易缺乏 B 族维生素、维生素 C、维生素 D 以及铬、锌、硒、镁、铁、锰等多种微量营养素，可根据营养评估结果适量补充。长期服用二甲双胍者应预防维生素 B_{12} 缺乏。不建议长期大量补充维生素 E、维生素 C 及胡萝卜素等具有抗氧化作用的制剂，其长期安全性仍待验证。

（3）为该受检者制订的一周食谱见表 5-18。

表 5-18　一周食谱

餐别	星期一	星期二	星期三	星期四	星期五	星期六	星期日
早餐	清炒四季豆	肉松＋玉米馒头	蔬菜包 1 个	肉松	鸡蛋	香干	鸡蛋
	麦片粥	酸奶 200mL	南瓜粥	绿豆粥	青菜粥	牛奶 250mL	酸奶 200mL
午餐（主食三选一）	米饭 180g/ 紫薯两个 350g/ 青菜面条 200g						
	鸡块	鸭块	基围虾	鱿鱼芹菜	鸡脯	鸡腿	排骨
	豆芽	青菜	花菜	茄子	白菜	鸡毛菜	花菜
	包菜	刀豆	鸡毛菜	香菇	黄瓜	冬瓜	菠菜
晚餐（主食三选一）	米饭 180g/ 紫薯两个 350g/ 青菜面条 200g						
	肉丝炒芹菜	小黄鱼	牛肉	鸭块	青鱼	瘦牛肉	鸡腿
	青菜	白菜	冬瓜	鸡毛菜	香菇	菠菜	青菜
	茄子	西葫芦	青菜	白菜	青菜	包菜	黄瓜

2. 运动干预

（1）体质测定和身体活动水平评估：制订运动健身计划的重要依据是体质测定，而体质测定是指通过体质测量来评估体质水平，体质测定结果将显示体质的总体状况和各体质成分的水平。针对体质的薄弱环节，确定运动健身目标和优先进行的锻炼内容，根据体质水平确定起始运动强度。体质测定的主要内容包括：心肺耐力、身体成分、肌肉力量和耐力、柔韧性、平衡、反应时测试等。

目前的身体活动水平是确定运动锻炼方案的基础，了解目前从事的运动健身方式、喜欢和掌握的运动项目，可以为运动健身做参考。身体水平评估可以分为非活跃状态、身体活动不足、身体活动活跃、身体活动非常活跃 4 类。

（2）一次锻炼的基本组成：一次锻炼的基本组成包括准备活动（即热身）、运动内容、整理活动和拉伸 4 个部分，见表 5-19。

表 5-19　一次运动锻炼的基本组成

组成	内容
热身	至少 5～10 分钟低到中等强度的心肺和肌肉耐力活动
运动内容	至少 20～60 分钟有氧运动、抗阻运动、柔韧性练习、平衡协调练习
整理活动	至少 5～10 分钟低到中等强度的心肺和肌肉耐力活动
拉伸	在整理活动之后进行 5～10 分钟的拉伸活动

（3）运动方式：运动锻炼的方案应包含多种运动方式，有氧运动、抗阻运动、柔韧性练习、平衡协调练习是最基本的运动方式。

1）有氧运动：也叫心肺耐力运动，以有氧代谢为主要功能途径，指全身大肌肉群参与的、有节律的、持续一段时间的运动，如快走、游泳、骑自行车、广场舞、太极拳、广播操等。

2）抗阻运动：又称肌肉强化运动，能够保持或增加肌肉力量、耐力以及肌肉体积的活动，同时多数抗阻运动也是增强骨骼强度的有效方式。抗阻运动一般不规定运动多少时间，但强调运动到再也不能完整正确地完成一次运动为止。如举重、提重物、弹力带练习、健美操、俯卧撑、平板支撑、器械练习等。

3）柔韧性练习：伸展、牵伸等练习能够增大关节活动的范围，如压腿、运动健身器械上的牵拉等。

4）平衡协调练习：是神经肌肉控制练习的主要内容，对老年人尤为重要。如闭眼单脚站、太极拳、瑜伽、舞蹈、球类等运动方式。

（4）运动强度：可用运动中的心率判断和监测运动的强度，运动中心率在储备心率（储备心率 =220 -年龄-安静心率）的 40%～59% 时是中等强度，也可用自身感觉来简单判断运动强度：与不运动状态相比，呼吸、心跳微微加快，但能讲话而不能唱歌，基本达到中等强度；呼吸、心跳明显加快，上气不接下气，不能连贯讲话，表明达到较大强度了。快步走、休闲式游泳、骑自行车（速度低于每小时 16km）、羽毛球（双打）、瑜伽、跳舞等属于中等强度运动，跑步、游泳、羽毛球（单打）、骑自行车（速度超过每小时 16km）、跳绳、爬山、健美操等属于较大强度运动。

（5）运动时间：推荐每周至少进行中等强度有氧运动 150～300 分钟，同时进行 2～3 次低、中强度抗阻训练。一般建议在餐后 1 小时左右开始运动，以便更好地控制血糖。

（6）运动实施：运动分为不同阶段，对于刚刚开始运动的人，经过一段时间的运动后（8～12 周），心肺功能、血糖水平、心率状况可有所改善。运动方案应根据个人情况调整，运动强度和运动时间逐渐增加。通常可分为适应、提高、维持 3 个阶段。

（7）运动监控：为使运动安全有效，要及时观察身体对运动负荷的反应，运动监控可采用监测心率、血压、心电图、运动中的费力程度等方法。在日常运动干预中，可以通过运动后睡眠良好、第二日晨起的脉搏基本恢复到平日水平，无明显疲劳感觉，情绪正常或更好等自我感觉来判定运动强度是否适宜。

（8）运动终止指征：如果出现以下情况，需要立即终止运动，寻求专业人士或医生的帮助。

1）胸部、颈部、肩部或手臂出现剧烈疼痛、紧缩感或压迫感。

2）面色苍白、大汗、头晕、恶心或无力。

3）肌肉痉挛，在关节、足踝及下肢感到急性疼痛。

4）严重疲劳、严重下肢痛或间歇性跛行。

5）严重呼吸困难，出现发绀或苍白。

6）运动测试中，随着负荷增加，出现收缩压 $\geq$ 250mmHg 和（或）舒张压 $\geq$ 115mmHg 或收缩压下降 $>$ 10mmHg。

（9）运动注意事项。

1）选择适合的运动方式、强度和运动时间、时机。

2）运动前做好运动装备，包括便于活动的运动服装、合脚舒适的鞋子、手表或计时器、饮用水、擦汗毛巾或手帕等。

3）做好充分准备活动和整理放松。

4）循序渐进，不随意增加运动时间或强度。

5）注意休息，及时补充水分。

6）注意运动的场地因素、气候因素等，保证运动安全。

（10）运动方案干预要点。

糖尿病高危人群提倡进行中等强度的运动。同时建议有氧运动与抗阻运动相结合，最好每天都运动，两次运动间隔时间不宜超过两天。培养活跃的生活方式，如增加日常身体活动，减少静坐时间，将有益的体育运动融入日常生活中。

糖尿病受检者的运动方案应根据病情严重程度、并发症等糖尿病本身特征，并综合考虑年龄、个人条件、社会家庭状况、运动环境等多种因素制订。运动前要进行必要的评估，特别是心肺功能和运动功能的医学评估（如运动负荷试验等）。定期评估，适时调整运动计划。

成年 2 型糖尿病建议每周至少 150 分钟中等强度的有氧运动（如每周运动 5 天，每次 30 分钟）。如无禁忌证，每周最好进行 2～3 次抗阻运动（两次锻炼间隔 $\geq$ 48 小时），锻炼肌肉力量和耐力。

运动前后要加强血糖监测，运动量大或激烈运动时应建议临时调整饮食及药物治疗方案，以免发生低血糖。建议糖尿病患者在进行运动时，身上常备一些快速补糖食品（如糖块、含糖饼干等），以便出现低血糖现象时及时补充糖分，纠正低血糖。

空腹血糖 $>$ 16.7mmol/L、反复低血糖或血糖波动较大、有 DKA 等急性代谢并发症、合并急性感染、增生型视网膜病变、严重肾病、严重心脑血管疾病（不稳定型心绞痛、严重心律失常、一过性脑缺血发作）等情况下禁忌运动，病情控制稳定后方可逐步恢复运动。

3. 戒烟干预

研究表明，2 型糖尿病患者戒烟有助于改善代谢指标、降低血压和白蛋白尿。应劝告每一位吸烟的糖尿病患者停止吸烟或停用烟草类制品，减少被动吸烟，对患者吸烟状况以及尼古丁依赖程度进行评估，提供咨询、戒烟热线，必要时加用药物等帮助戒烟。

4. 心理干预

在糖尿病健康管理过程中，应重视各类人群的心理干预，尽量避免心理障碍的发生，减少因不良情绪对血糖的影响，提升主观幸福感和生活质量。

5. 自我管理教育和同伴支持

糖尿病自我管理教育和支持的关键时间点包括：诊断时；每年的教育、营养和情感需求的评估时；出现新问题（健康状况、身体缺陷、情感因素或基本生活需要），影响自我管理时；需要过渡护理时。其基本内容如下。

（1）糖尿病的自然进程。

（2）糖尿病的临床表现。

（3）糖尿病的危害及如何防治急慢性并发症。

（4）个体化的治疗目标。

（5）个体化的生活方式干预措施和饮食计划。

（6）规律运动和运动处方。

（7）饮食、运动、口服药、胰岛素治疗及规范的胰岛素注射技术。

（8）自我血糖监测和尿糖监测（当血糖监测无法实施时），血糖测定结果的意义和应采取的干预措施。

（9）自我血糖监测、尿糖监测和胰岛素注射等具体操作技巧。

（10）口腔护理、足部护理、皮肤护理的具体技巧。

（11）特殊情况应对措施（如疾病、低血糖、应激和手术）。

（12）糖尿病妇女受孕必须做到有计划，并全程监护。

（13）糖尿病患者的社会心理适应。

（14）糖尿病自我管理的重要性。

6. 低血糖

在治疗过程中可能发生血糖过低现象。低血糖可导致不适甚至生命危险，也是血糖达标的主要障碍，应该引起特别注意。

对非糖尿病患者来说，低血糖症的诊断标准为血糖 $\leqslant 2.8mmol/L$，而接受药物治疗的糖尿病患者只要血糖水平 $\leqslant 3.9\ mmol/L$ 就属低血糖范畴。糖尿病患者常伴有自主神经功能障碍，影响机体对低血糖的反馈调节能力，增加了发生严重低血糖的风险。同时，低血糖也可能诱发或加重患者自主神经功能障碍，形成恶性循环。

（1）低血糖警戒值：血糖 $\leqslant 3.9mmol/L$，需要服用速效碳水化合物，调整降糖方案剂量。

（2）临床显著低血糖：血糖 $< 3.0mmol/L$，提示有严重的、临床上有重要意义的低血糖。

（3）严重低血糖：没有特定血糖界限，伴有严重认知功能障碍且需要其他措施帮助恢复的低血糖。

7. 并发症管理

糖尿病病情严重或应激时可发生严重代谢紊乱，导致糖尿病酮症酸中毒（DKA）、高渗高血糖综合征等急性并发症，危及生命。长期慢性高血糖会导致心血管、肾脏、眼睛、神经等慢性并发症，是糖尿病患者致死、致残的主要原因。同时，糖尿病患者还也会并发各种感染，尤其是血糖控制差者。因此，糖尿病相关并发症重在预防，良好控制血糖以及相关危险因素，定期进行心血管、肾脏、眼睛、神经、足部等检查，了解病变情况，对已发生并发症者则积极进行专科治疗。

（四）效果评价

表5-20为某受检者10月29日～11月11日血糖值记录表。

表5-20　血糖值记录表

日期	空腹	早餐后	中餐前	中餐后	晚餐前	晚餐后	睡前
10月29日	11	10.7	10.7	6.3	28.3	8.6	5.7
10月30日	7.3	11.6	11.6	7.6	11.8	11.7	10.9
10月31日	9.5	9.7	9.7	6.3	18.7	14.3	11.7
11月1日	12.2	15.5	15.5	11.5	7.8	8.5	9.5
11月2日	9.4	12.4	12.4	7.5	8.2	10.1	13.4
11月3日	12.1	24.1	24.1	18.2	5.4	11.4	12.3
11月4日	9.6	12.3	12.3	11.2	7.3	8.6	8.2
11月5日	12.4	7.5	7.5	6.7	11.4	11.9	10.3
11月6日	9.5	13.4	13.4	11.7	5.6	5.6	11.9
11月7日	12	14.4	14.4	10.2	8.7	14.9	14
11月8日	6.2	10.7	10.7	4.1	12.3	15.2	9.1
11月9日	6.9	11.2	12.2	12.2	6	16.7	10.9
11月10日	7.8	15.7	15.8	15.8	5.6	9.1	11.3
11月11日	7.8	17.2	12.1	12.1	8.1	13.9	12.1

表5-21为某受检者11月1日～1月14日血糖值记录表。

表5-21　血糖值记录表

日期	空腹	早餐后	中餐前	中餐后	晚餐前	晚餐后	睡前
1月1日	8	15	8.2	10.3	8.3	11.6	9.2
1月2日	7.9	12.4	8.6	10.6	8.8	11.7	9.4
1月3日	7.8	11.6	8.7	10.3	8.7	12.3	9.3
1月4日	8.2	12.3	8.5	11.5	7.8	11.5	10.2
1月5日	7.8	13	8.4	10.5	8.6	12.1	10.3
1月6日	7.5	12.4	9.1	11.2	9.4	12.4	9.9
1月7日	7.6	11.4	8.3	11.2	9.3	11.6	11
1月8日	7.3	10.7	7.5	11.7	9.4	11.9	11.1

续表

日期	空腹	早餐后	中餐前	中餐后	晚餐前	晚餐后	睡前
1月9日	7	11.3	7.4	12	8.6	12.6	11.9
1月10日	7.6	10.8	8.4	11.3	8.7	14.9	11.3
1月11日	7.8	10.2	7.7	11.1	9.3	12.2	12.1
1月12日	7.3	11	8.2	11.2	9.6	11.7	11.7
1月13日	6.2	10.6	7.8	10.8	8.6	11.1	11.6
1月14日	6.8	10.8	8.1	12.1	8.1	11.9	10.9

第五节　痛风的健康管理护理及护理查房

（一）概述

1. 概念

痛风（Gout）是嘌呤代谢紊乱和（或）尿酸排泄障碍所致的一组异质性疾病，其临床特征为血清尿酸升高、反复发作性急性关节炎、痛风石及关节畸形，以及尿酸性肾结石、肾小球、肾小管、肾间质及血管性肾脏病变等。

2. 分类和发病机制

（1）分类：临床上痛风分原发性痛风和继发性痛风两大类。

（2）发病机制：一般认为，正常嘌呤饮食状态下，非同日 2 次空腹血尿酸水平：血尿酸值＞ 420 μmol/L。男性较常见；女性较少见，多在停经后因荷尔蒙改变影响尿酸排泄所致；老年人则只占 5%，部分与服用利尿药有关。

1）高尿酸血症的发病机制见表 5-22。

2）痛风关节炎的急性发作机制：主要是由于血 UA 迅速波动所致，是尿酸钠盐结晶引起的炎症反应。血 UA 突然升高，UA 结晶在滑液中沉淀形成针状尿酸盐；血 UA 突然降低，痛风石表面溶解，并释放出不溶性针状结晶（血 UA 可不高）。UA 盐微结晶可趋化白细胞，白细胞吞噬微结晶后释放炎性因子（IL-1 等）和水解酶，导致细胞坏死，释放出更多的炎性因子，引起关节软骨溶解和软组织损伤，导致急性发作（红、肿、热、痛）。

表 5-22　高尿酸血症的发病机制

种类	占比	特征及因素
尿酸生成过多占	10%	特发性，酸异常，药物，溶血，骨髓增生性疾病，横纹肌溶解，剧烈运动，高嘌呤饮食，饮酒等
尿酸排除减少占	70%	原发性（不明原因的分子缺陷导致肾脏排 UA），肾功能不全，代谢综合征（肥胖），酸中毒，药物
混合因素占	20%	

（二）痛风健康管理护理工作流程及措施

1. 检前——了解痛风疾病危险因素

引起痛风发作的健康危险因素很多，见表 5-23。

表 5-23　引起痛风发作的健康危险因素

不可干预危险因素	可干预的危险因素
年龄：年龄大于 60 岁者，占 62.5% 性别：痛风患病男女比例为 20：1 家族史：有明确家族史的病例，其发病年龄显著小于无家族史者	超重/肥胖 饮酒 高嘌呤饮食 合并其他代谢疾病 高血压、冠心病

2. 检前——设计个性化痛风受检者体检菜单

根据受检者的具体情况，参照《健康体检基本项目专家共识》，为受检者制定个性化的体检菜单。基于体检出的指标数据，评估受检者处于疾病发展的某个阶段，从而健康管理护理人员将根据评估内容制定相应的护理目标，采取具有针对性的护理措施给予受检者护理干预，以达到控制病情发展及使病情转归的目的。

对于痛风受检者体检内容应包含血尿酸水平、血细胞分析、超敏 C 反应蛋白、血脂、肝肾功、尿常规、主要内脏疾病筛查。

3. 检中——使受检者安全、舒适完成体检

检中最主要的目标是完成体检项目，出具分科体检报告。针对痛风受检者的身体状况，在做好安全检查的同时注意现场体检质量的把控，使体检结果准确客观地反映受检者身体状况。

4. 检后——确定痛风健康管理干预措施

痛风健康管理方案由内分泌专科医师、内分泌专科护士、营养师、运动管理师等与体检客户及其家属等共同制订。在制订健康管理方案的过程中，应与客户进行有效沟通，尊重客户的价值观，保护客户的隐私，充分了解客户健康诉求、生活工作条件、医疗及经济资源等，以获得客户对方案的深刻理解和全力支持，提升客户对健康管理方案的执行力。

（1）营养干预。

1）脱脂或低脂乳类及其制品，每日 300mL。

2）蛋类，鸡蛋每日 1 个。

3）新鲜蔬菜，每日应达到 500g 或更多。

4）低 GI 的谷类食物。

5）充足饮水，每日至少 2000mL。

（2）运动干预。

1）体质测定和身体活动水平评估：制订运动健身计划的重要依据是体质测定，体质测定结果将显示体质的总体状况和各体质成分的水平。针对体质的薄弱环节，确定运动健身目标和优先进行的锻炼内容，根据体质水平确定起始运动强度。体质测定的主要内容包括：心肺耐力、身体成分、肌肉力量和耐力、柔韧性、平衡、反应时测试等。

　　目前的身体活动水平是确定运动锻炼方案的基础，了解目前从事的运动健身方式、喜欢和掌握的运动项目，可以为运动健身做参考。身体水平评估可以分为非活跃状态、身体活动不足、身体活动活跃、身体活动非常活跃4类。

　　2）一次锻炼的基本组成：一次锻炼的基本组成包括准备活动（即热身）、运动内容、整理活动和拉伸4个部分，见表5-24。

表5-24　一次运动锻炼的基本组成

组成	内容
热身	至少5～10分钟低到中等强度的心肺和肌肉耐力活动
运动内容	至少20～60分钟有氧运动、抗阻运动、柔韧性练习、平衡协调练习
整理活动	至少5～10分钟低到中等强度的心肺和肌肉耐力活动
拉伸	在整理活动之后进行5～10分钟的拉伸活动

　　3）运动方式：运动锻炼的方案应包含多种运动方式，有氧运动、抗阻运动、柔韧性练习、平衡协调练习是最基本的运动方式。

　　有氧运动：也叫心肺耐力运动，以有氧代谢为主要功能途径，指全身大肌肉群参与的、有节律的、持续一段时间的运动，如快走、游泳、骑自行车、广场舞、太极拳、广播操等。

　　抗阻运动：又称肌肉强化运动，能够保持或增加肌肉力量、耐力以及肌肉体积的活动，同时多数抗阻运动也是增强骨骼强度的有效方式。抗阻运动是肌肉对抗一定阻力或承受一定负荷的重量，肌肉的做功要大于日常生活时的做功，即超负荷。由于每种运动或训练只增强参与运动的肌肉，因此要通过多种运动或训练来使身体各部位的肌肉平衡发展，抗阻运动一般不规定运动多少时间，但强调运动到再也不能完整正确地完成一次运动为止。如举重、提重物、弹力带练习、健美操、俯卧撑、平板支撑、器械练习等。

　　柔韧性练习：伸展、牵伸等练习能够增大关节活动的范围，如压腿、运动健身器械上的牵拉等。

　　平衡协调练习：是神经肌肉控制练习的主要内容，对老年人尤为重要。如闭眼单脚站、太极拳、瑜伽、舞蹈、球类等运动方式。

　　4）运动强度：可用运动中的心率判断和监测运动的强度，运动中心率在储备心率（储备心率 =220 —年龄—安静心率）的40%～59% 时是中等强度，也可用自身感觉来简单判断运动强度：与不运动状态相比，呼吸、心跳微微加快，但能讲话而不能唱歌，基本达到中等强度；呼吸、心跳明显加快，上气不接下气，不能连贯讲话，表明达到较大强度了。快步走、休闲式游泳、骑自行车（速度低于每小时16km）、羽毛球（双打）、瑜伽、跳舞等属于中等强度运动，跑步、游泳、羽毛球（单打）、骑自行车（速度超过每小时16km）、跳绳、爬山、健美操等属于较大强度运动。

　　5）运动时间与时机：一周坚持4～5次，刚开始运动时，时间不宜过长。每次20分钟左右，适应了之后时间可以适当延长，每次30～45分钟。

　　6）运动程序实施：运动可分为准备运动、训练运动和放松运动3个部分进行。每次运动前必须做准备运动，也就是热身。准备运动一般每次 5 ～ 10 分钟。训练运动是正式的运动健身内容。一般训练运动中心率达到中等强度水平的时间是 40 分钟。心率开始比较低后来逐渐加快。最后是放松运动，训练运动结束之后进行 5 ～ 10 分钟的放松运动，如慢走、延展体操，再配合温水浴或按摩。

7）运动监控：为使运动安全有效，要及时观察身体对运动负荷的反应，运动监控可采用监测心率、血压、心电图、运动中的费力程度等方法。在日常运动干预中，可以通过运动后睡眠良好、第二日晨起的脉搏基本恢复到平日水平、无明显疲劳感觉，情绪正常或更好等自我感觉来判定运动强度是否适宜。

8）运动终止指征：如果出现以下情况，需要立即终止运动，寻求专业人士或医生的帮助：①胸部、颈部、肩部或手臂出现剧烈疼痛、紧缩感或压迫感。②面色苍白、大汗、头晕、恶心或无力。③肌肉痉挛，在关节、足踝及下肢感到急性疼痛。④严重疲劳、严重下肢痛或间歇性跛行。⑤严重呼吸困难，出现发绀或苍白。⑥运动测试中，随着负荷增加，出现收缩压 ≥ 250mmHg 和（或）舒张压 ≥ 115mmHg 或收缩压下降 > 10mmHg。

9）运动注意事项：①运动中及运动后都要适当补水，如果水分补充不及时，就会出现血液浓缩的情况，反而会升高血尿酸的浓度。②有皮下或是关节内尿酸结晶的患者，运动时要轻柔舒缓，多做延展性运动，少做大强度运动，要注意关节的保护，避免因运动强度大刺激痛风发作。③体育锻炼的活动量要适当，切不可过度。过度的体力消耗会使体内乳酸产生增加，乳酸可抑制肾脏排泄尿酸，使血尿酸升高，甚至引起痛风性关节炎的发作。④遇到季节变化天气转凉的时候，一定要注意防寒保暖，受凉同样也是痛风发作的诱发因素。可以从室外锻炼转为室内锻炼。

（3）心理干预：由于病痛影响受检者饮食睡眠，病情反复导致关节和肾功能损害，受检者思想负担加重可能导致情绪低落、忧虑烦躁，医护人员应及时与受检者沟通，给予精神上鼓励安慰和心理疏导，提高受检者对疾病的认识程度，减轻其焦虑抑郁情绪，保持乐观心态，积极配合治疗。

（4）药物干预：用药干预。指导受检者遵医嘱正确用药，仔细交待服药剂量和时间、药物的副作用及注意事项，不可自行调整用药，熟悉药物治疗方法和技巧。

5. 检后——执行痛风健康管理方案

由健康管理师在专家的指导下负责安排，并对健康管理方案进行分解，绘制执行安排表（见表 5-25），其内容应包括如下信息：执行内容、执行时间、执行人、执行方式、执行评价、存在问题及其分析等。

表 5-25　健康管理计划执行安排

计划内容	执行时间	执行人	执行方式	执行评价	存在问题及其分析
内容 1	××× 年 × 月 × 日	×××	×××	优	×××
内容 2	××× 年 × 月 × 日	×××	×××	良	×××
内容 3	××× 年 × 月 × 日	×××	×××	差	×××
……	……	……	……	……	……

（1）执行内容的制订：参照前述饮食、营养、戒烟、心理、药物、血尿酸监测、并发症等干预措施，结合客户的实际情况，个性化定制。

（2）执行方式：通常包含健康教育、电话随访、上门随访、门诊就诊、住院治疗、MDT会诊等形式。

（3）执行情况评价标准。①优：按计划及时完成全部计划内容，≥95%的计划内容取得预期效果。②良：完成80%的计划内容，但有≥20%的计划内容未取得预期效果。③一般：完成超过70%计划内容，和（或）≥30%的计划未取得预期效果。④差：完成计划≤50%的计划内容，和（或）40%的计划未取得预期效果。

（4）实施健康管理计划的注意事项。①告知客户健康管理计划的内容和要求，全面理解健康管理计划，并获得客户认可。②建立与客户的沟通机制，提供及时的咨询服务。③妥善保存客户健康信息，确保客户个人隐私权不受侵犯。④计划的制订是基于客户当前健康评估报告，在执行过程中客户新的问题不断显现，需要对计划进行动态调整，以保证客户健康管理效果。

（三）健康管理护理查房

1. 病例汇报

汤先生，男，37岁，于2022年1月30日到四川省人民医院健康管理中心本部体检。根据客户所填写检前信息采集，特制订体检套餐，见表5-26。

表5-26　体检套餐设置

科室	检查项目	检查意义
腹部彩超	彩超1（肝、胆、胰、脾、肾） 彩超2（双肾输尿管膀胱前列腺）	了解脂肪肝＋泌尿系结石
甲状腺彩超	甲状腺彩超及颈部淋巴结	了解甲状腺的结构及血流情况等，筛查有无甲状腺结节、囊肿、肿瘤等病变
心脏彩超	心脏常规	高尿酸血症患者心血管疾病风险增加
颈部动脉	颈部动脉（8根）	高尿酸血症为血管疾病高危因素
常规心电图	心电图	筛查有无心肌缺血、心肌梗死、房室传导阻滞、心律失常等疾病
一般检查	体重指数、血压、身高、体重、腰围	检查身高、体重、血压、腰围、臀围，评估心脑血管疾病危险因素，辅助判断危险程度。健康评估证据和健康计划依据
病史采集	病史及生活史	
CT室	CT胸部（平扫）	肺癌早筛、肺气肿、气胸、胸腔积液、炎症、结核等疾病
检验科	FT3，FT4，TSH，anti-TPO，anti-Tg	了解甲状旁腺功能，判定血钙异常的原因，协助诊断反复尿路结石、骨质疏松、反复消化性溃疡等疾病
	AFP，CEA，FPSA，PSA	用于相关肿瘤疾病的早筛及评估

科室	检查项目	检查意义
检验科	血细胞分析，超敏 C 反应蛋白、血沉	了解是否存在急性关节炎
	低密度脂蛋白胆固醇，心肌损伤酶谱，总胆固醇，甘油三酯，肝功 1，肾功 1，高密度脂蛋白胆固醇	了解血尿酸水平及用药前准备
	尿常规	了解尿 pH 从而判断尿路结石风险

（1）一般资料评估见表 5-27。

表 5-27 一般资料评估

姓名	汤某某	文化程度	本科
性别	男	婚姻状况	已婚
年龄	37 岁	医保情况	成都市市医保
民族	汉族	家庭经济状况	良好
职业	事业单位工作人员		

（2）病史评估见表 5-28。

表 5-28 病史评估

身高	176cm	既往史	高尿酸血症病史
体重	92kg	饮食习惯	口味偏咸、偏油腻、偏甜
BMI	29.7kg/m^2	吸烟史	10 年以上，每日 10 支
腰围	98cm	饮酒史	经常
臀围	104cm	家族史	糖尿病、高血压
腰臀比	0.94	运动史	很少运动
血压	134/93		

（3）身心状况。

1）关节症状：受检者自诉一日前夜间曾发生过右侧膝关节剧烈疼痛，体检当日右侧膝关节红肿，疼痛明显，行走较困难。

2）心理状况：受检者因一日前发生急性痛风心理十分焦虑，担心自己不会康复。受检者去年体检出高尿酸血症，后因缺乏相关知识没有引起过多重视而缺乏管理，导致痛风发生。

3）饮食营养状况：喜肉炖汤，每日摄入蛋白、油脂、碳水化合物超标，蔬菜摄入量不足，腹型肥胖。

（4）受检者既往（2021 年）体检结果。

1）实验室结果：尿酸 580 μmol/L ↑、葡萄糖 43mmol/L ↑、甘油三酯 1.45mmol/L、

高密度脂蛋白胆固醇 1.02mmol/L↓。

2）体检主要结论：高尿酸血症；空腹血糖受损；舒张压增高；肥胖；脂肪肝。

①跌倒的危险。

护理问题：有跌倒的危险，与一日前受检者急性痛风发作有关，右侧膝关节痛感明显，不能正常行走。

护理目标：使受检者在体检全过程中不发生跌倒，安全、高效、舒适地完成体检。

护理措施：A.准备轮椅，将受检者安顿至轮椅上，推受检者于休息区等候；B.携受检者身份证前往前台代其打印体检单；C.根据体检项目合理规划体检流程，并向受检者大致讲解体检流程取得受检者配合；D.全程陪同帮助客户完成体检。

护理评价：受检者在全程陪同下，安全、高效、舒适地完成本次体检，无跌倒情况发生。

②焦虑。

护理问题：焦虑，与担心预后有关。

护理目标：受检者情绪稳定，能正视痛风带来的各种不适。

护理措施：A.与受检者加强沟通，了解受检者思想情绪活动；B.在受检者面前保持从容淡定、态度和蔼，积极向对方报告周围人痛风疾病被成功控制好的案例，使受检者树立治疗及控制该病的信心和勇气。

护理评价：受检者的焦虑情绪消失，表现出了对战胜疾病的信心。

③如厕留取小便标本困难。

护理问题：如厕留取小便标本困难，与受检者右侧膝关节急性痛风发作后痛感剧烈有关。

护理目标：受检者能安全如厕并留取合格小便标本。

护理措施：A.耐心向受检者讲解小便检查的目的及重要性，并表示一定会想办法帮助其完成标本的采集，使客户放心；B.寻求科室男性工作人员帮助并向其完整交代注意事项。

护理评价：受检者在同性工作人员的帮助下，顺利、安全地完成如厕及小便标本的采集。

④知识缺乏。

护理诊断：缺乏如何预防痛风发作的相关知识。

护理目标：使受检者掌握痛风的发作原因以及后期如何有效预防痛风发作的知识。

护理措施：A.在候检期通过倾听、交谈，了解受检者对痛风疾病的掌握程度；B.分析受检者现有相关知识，针对其掌握不完善之处给予补充或修正。

护理评价：在陪同受检者过程中，通过对其进行痛风疾病知识的宣教，受检者较好掌握该疾病发作相关知识，及有效预防疾病加重的措施。健康教育见表5-29。

表5-29 健康教育

消除诱因	避免精神紧张、过度劳累、尿路感染、风寒感冒、关节外伤等
保持良好生活惯	戒烟、戒酒，合理膳食，防止尿酸摄入过多

治疗伴随病	高血压、高脂血症、糖尿病、动脉硬化、冠心病等
维持标准体重	节制饮食，坚持运动，避免超重
用药指导	避免使用减少尿酸排泄的药物，如阿司匹林等
运动指导	避免关节过度活动，注意关节保暖。继续期需卧床休息，药物治疗，配合理疗。疼痛消失后恢复活动，坚持锻炼
定期复查	血尿酸高于 360μmol/L，及时就诊
膳食指导	总体原则：应基于个体化原则建立合理饮食习惯及良好的生活方式，限制高嘌呤动物性食物，控制能量及营养素供给比例，保持健康体重，配合规律降尿酸药物治疗，并定期监测随诊

（5）建议限制食用的食物。

1）高嘌呤含量的动物性食品，如牛肉、羊肉、猪肉以及肝脏和肾脏等动物内脏。

2）鱼类和龙虾等带甲壳的海产品。

3）含较多果糖和蔗糖的食品。

4）各种含酒精饮料，尤其是啤酒和蒸馏酒（白酒）。总体饮酒量男性每日不宜超过2个酒精单位，女性每日不宜超过1个酒精单位（1个酒精单位约合14g纯酒精）。1个酒精单位相当于 ABV 12% 的红葡萄酒 145mL、ABV 3.5% 的啤酒 497mL 或 ABV 40% 的蒸馏酒 43mL。对于急性痛风发作、药物控制不佳或慢性痛风性关节炎的患者，还应禁用含酒精饮料。

（6）建议选择的食物。

1）脱脂或低脂乳类及其制品，每日 300mL。

2）蛋类，鸡蛋每日 1 个。

3）新鲜蔬菜，每日应达到 500g 或更多。

4）低 GI 的谷类食物。

5）充足饮水，每日至少 2000mL。

（7）能量及营养素推荐摄入量。

1）能量：摄入能量以达到并维持正常体重为标准。应根据患者性别、年龄、身高、体重和体力活动等估计能量需求。在轻体力活动水平情况下（如坐姿工作），正常体重者每日给予 25 ～ 30kcal/kg 能量，体重过低者每日给予 35kcal/kg 能量，超重/肥胖者每日给予 20 ～ 25kcal/kg 能量；在中体力活动水平情况下（如电工安装），正常体重者每日给予 30 ～ 35kcal/kg 能量，体重过低者每日给予 40kcal/kg 能量，超重/肥胖者每日给予 30kcal/kg 能量；在重体力活动水平情况下（如搬运工），正常体重者每日给予 40kcal/kg 能量，体重过低者每日给予 45 ～ 50kcal/kg 能量，超重/肥胖者每日给予 35kcal/kg 能量。

采用体重指数（BMI）判定体重情况，其标准为：$BMI < 18.5kg/m^2$ 为体重过低，$18.5 \leq BMI < 24.0kg/m^2$ 为体重正常，$24.0 \leq BMI < 28.0kg/m^2$ 为超重，$BMI \geq 28.0kg/m^2$ 为肥胖。

2）碳水化合物：碳水化合物提供的能量占总能量的 50% ～ 60%，应限制添加糖摄入，宜选择低 GI 食物，鼓励全谷物食物占全日主食量的 30% 以上。全天膳食纤维摄入量为 25 ～ 30g。

3）蛋白质：蛋白质的膳食摄入量为每天 1g/kg，提供的能量占总能量的 10% ～ 20%。食物来源推荐奶制品和蛋类。

4）脂肪：脂肪提供的能量占全天总能量的 20% ～ 30%。合并肥胖或代谢综合征者应严格限制每日脂肪摄入总量占全天总能量不超过 25%，且饱和脂肪酸占全天总能量不超过 10%。如合并血浆低密度脂蛋白胆固醇升高（≥ 2.59mmol/L）者，饱和脂肪酸摄入量应小于总能量的 7%。反式脂肪酸应小于全天总能量的 1%。亚油酸与 α - 亚麻酸的每日摄入量应分别占全天总能量的 5% ～ 8% 和 1% ～ 2%。单不饱和脂肪酸每日摄入量应占总能量的 10% ～ 15%。

常见动物性食物嘌呤含量见表 5-30。

表 5-30 常见动物性食物嘌呤含量

食物名称	嘌呤含量（mg/kg）	食物名称	嘌呤含量（mg/kg）
鸭肝	3979	河蟹	1470
鹅肝	3769	猪肉（后臀尖）	1378.4
鸡肝	3170	草鱼	1344.4
猪肝	2752.1	牛肉干	1274
牛肝	2506	黄花鱼	1242.6
羊肝	2278	驴肉加工制品	1174
鸡胸肉	2079.7	羊肉	1090.9
扇贝	1934.4	肥瘦猪肉	1047
基围虾	1874	猪肉松	762.5

常见植物性食物嘌呤含量见表 5-31。

表 5-31 常见植物性食物嘌呤含量

食物名称	嘌呤含量（mg/kg）	食物名称	嘌呤含量（mg/kg）
紫菜（干）	4153.4	豆浆	631.7
黄豆	2181.9	南瓜子	607.6
绿豆	1957.8	糯米	503.8
榛蘑（干）	1859.7	山核桃	404.4
猴头菇（干）	1776.6	普通大米	346.7
豆粉	1674.9	香米	343.7
黑木耳（干）	1662.1	大葱	306.5
腐竹	1598.7	四季豆	232.5

食物名称	嘌呤含量（mg/kg）	食物名称	嘌呤含量（mg/kg）
豆皮	1572.8	小米	200.6
红小豆	1564.5	甘薯	186.2
红芸豆	1263.7	红萝卜	132.3
内酯豆腐	1001.1	菠萝	114.8
花生	854.8	白萝卜	109.8
腰果	713.4	木薯	104.5
豆腐块	686.3	柚子	83.7
水豆腐	675.7	橘子	41.3

该客户每日饮食原则见表 5-32。

表 5-32　每日饮食原则

食物类别	可食用
主食类	添加维生素与矿物质的谷类食物； 4～6 片添加维生素与矿物质的面包
肉类	蛋不超过两个； 非急性发作期每周可食用 3～5 次，每次 60～85g 瘦肉、鸡、鸭、鱼、肉、小牛肉、羊肉
奶类	3～4 杯脱脂牛奶； 两大汤匙的奶油
蔬菜类	每日 1～2 份富含维生素 A 的绿色或黄叶蔬菜； 一份其他种类的蔬菜
水果类	一份富含维生素 C 的水果，如橘丁、柳丁、番石等； 一份其他种类的水果
淀粉根茎类	一份中量的马铃薯
饮水	每日至少 2.0L 以上； 可以饮用适量的茶和咖啡

运动指导见表 5-33。

表 5-33　运动指导

合适的运动项目	游泳、太极拳、八段锦、步行
运动强度	中等或中低强度有氧运动，运动时心率控制在最大心率的 75% 左右
运动频率及时间	一周坚持 4～5 次，刚开始时间不宜过长，每次 20 分钟左右，适应后可适当延长时间，每次 30～45 分钟

续表

运动的程序	热身运动、训练运动、放松运动
运动注意事项	及时补充水分,动作宜轻柔舒缓,保护关节,避免因强度大引起痛风发作,活动量要适度,注意防寒保暖,受凉为痛风诱因之一

检后主要相关指标追踪见表 5-34。

表 5-34　检后主要相关指标追踪

时间	体重 (kg)	腰围 (cm)	体重指数 (kg/m²)	血压 (mmHg)	尿酸 (μmol/L)	空腹血糖 (mmol/L)	脂肪肝
2022.1.30	92	98	29.7	134/93 ↑	580 ↑	6.43 ↑	中度
2022.4.30	87	90	28.1	128/89	490 ↑	5.88	轻度
2022.7.30							
2022.10.30							

(四)尿酸健康管理绩效评价

对于健康管理机构的痛风健康管理绩效评价,可从以下 3 方面进行评估。

1. 年度评估

在年内随访管理的基础上,对痛风控制、危险因素进展、痛风并发症等情况进行综合评估,年度评估表基本内容见表 5-35。

表 5-35　痛风年度评估表

序号	项目	评估结果	
		初次	年度
1	血尿酸控制情况	□达标□未达标	□达标□未达标
2	危险因素	数量 + 明细罗列	年初累计发生罗列 年内发生罗列 目前累计发生罗列 年度变化情况(新增 ____,减少 ____)
3	并发症	数量 + 明细罗列	年初累计发生罗列 年内发生罗列 目前累计发生罗列 年度变化情况(新增 ____,减少 ____)

2. 过程评价指标

(1)痛风患者健康管理率计算公式:年内纳入管理痛风患者人数 / 该机构痛风患者估算数 ×100%。

(2)痛风前期患者健康管理率计算公式:年内纳入管理痛风前期患者人数 / 该机构痛风患者估算数 ×100%。

(3)痛风患者规范管理率计算公式:按照要求进行痛风患者健康管理的人数 / 该机

构年内痛风患者健康管理人数 ×100%。

3. 效果评价指标

（1）痛风知晓率计算公式：明确知道患有痛风者 / 调查确定的所有痛风患者总数 ×100%。

（2）痛风患者管理人群年度血糖控制率计算公式：年内纳入管理的痛风对象尿酸控制合格人数 / 年内纳入管理的痛风患者人数 ×100%。

第六节　冠状动脉粥样硬化性心脏病健康管理护理及护理查房

（一）概述

1. 概念

冠状动脉粥样硬化性心脏病（coronary atherosclerotic heart disease）指冠状动脉粥样硬化使血管腔狭窄、阻塞和（或）因冠状动脉功能性改变（痉挛）导致心肌缺血缺氧或坏死而引起的心脏病，统称冠状动脉性心脏病（coronaryheart disease，CHD），简称冠心病，也称缺血性心脏病（ischemic heart disease）。随着我国社会经济的发展，冠心病确诊人数逐年增加，发病年龄也有明显年轻化趋势。本病多发生在 40 岁以后，男性多于女性，脑力劳动者较多。

2. 病因及发病机制

病因尚未完全明确，研究表明，冠心病是多种因素作用于不同环节所致的冠状动脉粥样硬化，这些因素也称为危险因素。

主要危险因素包括血脂异常，高血压，吸烟，糖尿病和糖耐量异常。此外，肥胖，缺少体力活动，高热量、高胆固醇、高糖和盐食物者，A 型性格者，年龄在 40 岁以上男性或女性绝经期后，家族遗传等也是冠心病的危险因素。

3. 心绞痛和心肌梗死胸痛的鉴别（表 5-36）

表 5-36　心绞痛与急性心肌梗死鉴别表

分类	心绞痛	心肌梗死
体征	心尖部可出现第四心音、暂时性收缩期杂音	心律失常（多在起病 1～2 天，以 24 小时内发生率最高，死亡主要原因）
临床症状	血压升高、心率增快、面色苍白、皮肤湿冷或出汗、表情焦虑	疼痛、发热、收缩压降低，烦躁面苍、脉搏细速、皮肤湿冷、尿量下降、心衰症状
辅助检查	1. 心电图检查； 2. 冠状动脉造影； 3. 运动负荷试验	1. 心电图检查； 2. 血液检查（肌红蛋白、肌钙蛋白、肌酸磷酸激酶同工酶）； 3. 超声心动图

分类	心绞痛	心肌梗死
用药护理	硝酸甘油用药护理（含服、平卧；防低血压发生；避光储存；青光眼和低血压禁用）	抗凝治疗阿司匹林，解除疼痛（肌内哌替啶、皮下吗啡），消除心律失常（首选利多卡因 50～100mg）
伴随症状	不明显	明显
护理诊断	1. 疼痛：胸痛与心肌缺血缺氧有关； 2. 知识缺乏：缺乏控制心绞痛诱发因素及预防性用药知识； 3. 心理护理； 4. 潜在并发症：心律失常、急性心肌梗死	1. 疼痛：与心肌缺血缺氧坏死有关； 2. 自理缺陷：与疼痛不适、心律失常及需要卧床休息有关； 3. 活动无耐力：与氧的供需失调有关； 4. 有便秘的危险：与进食少活动少，不习惯床上排便有关； 5. 潜在并发症：心律失常、心力衰竭、心源性休克

（二）冠状动脉粥样硬化性心脏病健康管理护理工作流程及实施

1. 检前

详尽了解客户近来身体状况及相关病史，制订个性化针对性体检套餐。

美国心脏病学会（American College of Cardiology，ACC）和美国心脏协会（American Heart Association，AHA）发布了心血管疾病风险最新筛查结果：40 岁时发生出现临床表现的冠状动脉性心脏病的终生风险男性为 48.6%，女性为 31.7%；70 岁时发生冠状动脉性心脏病的终生风险男性为 34.9%，女性为 24.2%。

50%～81% 的客户在发病前数天会有乏力、胸部不适、活动时心悸、气急、烦躁、心绞痛等前驱症状，以新发生心绞痛或原有心绞痛加重最为突出。体检前护理人员需注重这些方面的询问与了解，以便进一步排查客户是否存在潜在冠心病风险。

本病多见于 40 岁以上人群，49 岁以后发病明显增加，但近年来发病年龄有年轻化趋势。与男性相比，女性发病率较低，与雌激素有抗动脉粥样硬化的作用有关，故女性绝经期后发病率明显增加。

因此，体检时年龄≥40 岁为重点筛查冠心客户群，且绝经后女性也为筛查重点对象。根据调查了解其身体最近状况，判断客户是否首要需要做相关冠心病检查。若客户明显症状不适，建议客户立即相关门诊就诊处理，改期体检。

2. 检中

仔细观察客户体检身体状况及检查结果，实施应对性、全面性抢救处理。

在体检单标注的病史检查过程中，尤其是老年客户，一旦突然发生严重心律失常、休克、心力衰竭而原因未明，或突然发生较重而持久的胸闷或胸痛的客户，都应考虑冠心病的可能，并先按照 AMI 紧急处理。

3. 检后

耐心随访客户后续身体状况及日常生活，评估处方性、护理性慢病管理。

对此病史或疑似冠心病的客户，特别注意此类客户阳性结果，及时联系客户引起其重视或者进一步处理。

护理人员在工作中要不断总结经验并进行创新，为冠心病客户提供优质护理服务，尽最大努力辅助其治疗过程，提高客户生活质量。保证护理质量及规范化护理，在护理查房中做好护理记录，为下一步护理工作进行指导，保证客户得到高质量的护理。

（1）心理护理干预：冠心病与客户的心理因素有很大的关系，给客户带来心理问题、心理障碍，甚至心理疾病，而不良的心态又可诱发冠心病或促进病情的恶化。因此，在冠心病治疗过程中，心理护理起着非常重要的作用，应针对客户心理问题实施有针对性的心理护理对策。

（2）生活护理干预。

1）预防便秘：多食用高纤维素易消化的食物，适当饮水、运动，定时排便，保持大便通畅，大便时切忌用力，因为用力排便5～10分钟可使冠状动脉舒张期血流下降，造成致死性心律失常。

2）戒烟：冠心病客户忌吸烟。烟草中含有多种有害成分。在戒烟过程中最大的障碍是尼古丁成瘾，当客户感到焦虑不安、紧张时，应给予鼓励和支持，也可在戒烟过程中配合使用尼古丁口香糖。提醒客户避免被动吸烟。

3）适当运动：合理的运动可使高血压客户的收缩压和舒张压分别下降11mmHg和6mmHg。运动强度要适当，运动时稍出汗，轻度呼吸加快，但不影响对话即可。运动前，避免情绪激动和饱餐；运动时，要循序渐进，不宜勉强做剧烈运动；运动后，避免吸烟和洗热水澡。

4）生活规律：生活起居要规律，保持乐观愉快的情绪，避免过度劳累和情绪激动，注意劳逸结合。保证充足睡眠并注意保暖，预防上呼吸道感染。

（3）饮食护理干预。

1）饮食规律合理：冠心病客户应少食多餐、定时定量，每天进餐3～5次，每餐控制在六七成饱。每日以早餐和午餐为主，控制晚餐量。不吃过油腻和过咸的食物，减少盐分的摄入；多吃蔬菜、水果等富含维生素和食物纤维的食物，以促进胃肠蠕动，降低胆固醇；以植物油为食用油。严禁暴饮、暴食，以免诱发心绞痛或心肌梗死。适当增加饮水量，降低血液的黏稠度。

2）控制体重：控制饮食，使热能的摄入维持在正常生理消耗水平，防止肥胖。对于肥胖客户，应多食用植物蛋白，尤其是大豆蛋白，选择复合碳水化合物，控制单糖或多糖的摄入。高脂肪和高胆固醇食品的摄入量应控制在总热量的30%以下，动物蛋白的摄入量控制在总热量的20%～50%。

3）忌烈性酒：烈性酒的酒精浓度较高，对人体危害大，可促进新陈代谢，增加心脏消耗氧量，导致心脏负荷过重，诱发心律失常，加重冠心病，所以要忌饮烈性酒。

4）忌浓茶：浓茶中含有较多咖啡因，可兴奋大脑，影响睡眠，严重影响冠心病的康复和预防。

（4）康复护理干预：对冠心病客户进行康复护理的主要目的是改善心脏功能，减少再梗死和猝死的发生，提高客户的生活质量。应从生理、心理、社会以及职业等方面对客户进行康复护理，并维持良好的适应性，从而改善冠心病的临床表现或推迟其潜在疾病过程的发展。

（5）健康教育干预：健康教育是整体护理的重要部分，有利于提高疗效，降低疾病复发率。冠心病客户一般需要终身治疗，如要全面有效地控制此病，不仅要靠药物治疗，还需要客户充分了解疾病，通过自身努力，改变生活态度和自身行为，以达到满意的效果。①基本知识教育：向客户详细介绍冠心病相关方面的知识，让客户了解疾病的发病因素，以及可能导致的不良后果，使其及时预防并积极配合治疗。②生活习惯调整：帮助并指导客户改变不良的生活行为习惯，建立科学文明的生活方式；养成健康的饮食习惯；制订活动与休息计划；戒烟限酒；保持良好的心理状态。③药物治疗指导：冠心病的药物治疗是重点，让客户及家属掌握药物的剂量、用法、不良反应等；嘱客户定时到医院测脉搏等；若出现恶心、呕吐、头晕或心病加重的现象，及时到医院就诊。

（三）健康管理护理查房

1. 病例汇报

某男性，59岁，个人体检，文化程度本科，于2021年3月24日到四川省人民医院健康管理中心本部想做一个常规健康体检。自诉冠心病1年以上，高血压1年以上。制订体检套餐检查项目见表5-37。

表5-37　客户体检项目表

科室	检查项目	注意事项
一般检查及病史	体重指数血压身高体重腰围	
内科	内科	
外科	男士外科（含直肠指检）	痔疮急性发作或肛裂者禁做
耳鼻喉科	耳鼻喉科	
口腔科	口腔科	
呼气试验	^{13}C 尿素呼气试验	空腹项目，请在采血后完成两次吹气之间禁饮禁烟
心电图	心电图	
腹部彩超	彩超1（肝、胆、胰、脾、肾），彩超6（双肾、输尿管、膀胱、前列腺）	空腹项目，请完成采血和呼气实验项目后饮用白开水，充分充盈膀胱后检查
甲状腺彩超	甲状腺彩超及颈部淋巴结	需取下颈部项链等饰物（请自行妥善保管，谨防遗失）
心脏彩超	心脏彩超	
颈部动脉	颈部动脉彩超常规1	
动脉硬化	动脉硬化	
X线骨密度	X线骨密度	
核磁共振	MRI 头部平扫	
CT室	CT胸部（平扫）	检查前请取下金属物品；请脱下含金属的衣物
检验科	免疫球蛋白	
	肿瘤标志物	
	甲状腺功能全套	
	血细胞分析	

科室	检查项目	注意事项
检验科	血液流变学分析	
	低密度脂蛋白胆固醇, 尿素, 尿酸, 心肌损伤酶谱, 总胆固醇, 甘油三酯, 肌酐, 肝功1, 葡萄糖, 高密度脂蛋白胆固醇	空腹项目
	糖化血红蛋白	
	尿常规	请在完成下腹部彩超后留取中段小便, 留取半杯, 放置卫生间内
	尿微量白蛋白/尿肌酐	请在完成下腹部彩超后留取中段小便, 留取半杯, 放置卫生间内
	胃泌素–17, 胃蛋白酶原Ⅰ, 胃蛋白酶原Ⅱ	

2. 体检主要诊断

（1）主要诊断。

①冠心病病史；房性期前收缩伴室内差异性传导。②高血压病史。③肺部磨玻璃结节。④颈动脉硬化。⑤腹型肥胖。

（2）异常指标。

①C反应蛋白（CRP）升高。②红细胞数、血红蛋白明显增高。③神经元特异性烯醇化酶升高。④糖化血红蛋白和血流变增高。

3. 护理干预

（1）护理评估。

1）评估客户有无心绞痛发作史，胸痛发作的特征、起病时间、疼痛剧烈程度、是否进行性加重，有无恶心、呕吐、乏力、头晕、呼吸困难等伴随症状，以及是否有心律失常、休克、心衰表现。

2）评估客户这些症状有无明显诱因。

3）评估客户的治疗过程、是否遵从医嘱治疗，目前用药情况及相关检查等。

4）评估客户年龄、性别、职业、家族史，有无肥胖、血脂异常、高血压、糖尿病等危险因素，了解客户饮食、睡眠、运动、工作与生活压力情况及性格特征等。

（2）护理问题—护理措施—护理评价。

1）疼痛：胸痛与心肌缺血缺氧坏死有关。

①休息：发病12小时内应绝对卧床休息，保持环境安静，建议改日体检，告知客户和家属卧床休息及有效睡眠可以降低心肌耗氧量和交感神经兴奋性。②饮食：起病后4～12小时给予流质饮食，以减轻胃扩张。随后过渡到低脂、低胆固清淡饮食，提倡少量多餐。③给氧：鼻导管给氧，以增加心肌氧的供应，减轻缺血和疼痛。④止痛治疗的护理：遵医嘱给予吗啡或哌替啶止痛，注意有无呼吸抑制等不良反应。给予硝酸酯类

药物时应监测血压的变化，维持收缩压在 100mmHg 以上。

护理评价：客户主诉疼痛症状消失。

2）活动无耐力：与心肌氧的供需失调有关。

①解释合理运动的重要性适宜的运动能减缓动脉硬化和血栓形成，也能辅助调整客户的情绪，改善睡眠和饮食，增强其康复信心，提高生活质量。②制订个体化运动处方：推荐早期运动和日常生活指导计划：上午取仰卧位，双腿分别做直腿抬高运动，抬腿高度为 30°，双臂向头侧抬高深吸气，放下慢呼气，每次 5 组；下午取床旁坐位或站立 5 分钟。③活动中监测：避免或停止运动指征：运动时心率增加 > 20 次 / 分；舒张压 ≥ 110mmHg；与静息时比较收缩压升高 > 40mmHg 以上，或收缩压下降 > 10mmHg；心电图有 ST 段动态改变；存在不能耐受的症状，如胸痛、心悸、气短、头晕等。

护理评价：主诉活动耐力增强。

3）有便秘的危险：与进食少、活动少、不习惯床上排便有关。

①评估排便情况：排便次数、性状及排便难易程度，有无习惯性便秘，是否服用通便药物。②指导客户正确膳食：及时增加富含纤维素的食物；无糖尿病者每天清晨给予蜂蜜 20mL 加温开水同饮；适当腹部按摩（按顺时针方向）以促进肠蠕动。无腹泻的情况下常规应用缓泻药，以防止便秘时用力排便导致病情加重。

护理评价：客户情绪稳定，恐惧减轻。

4. 跟踪随访及健康教育

客户进一步门诊就诊治疗，每 1 个月 /3 个月 /6 个月随访，普及冠心病健康管理教育处方，调查了解客户日常生活恢复情况并做好记录，为客户建立详细体检档案，客户出院或者就诊后电话随访内容见表 5-38。

表 5-38 客户出院后慢病护理随访健康管理

随访时间	随访重点项目	护理慢病健康管理内容
1 个月随访	疾病知识健康管理	①告知客户 AMI 的疾病特点。 ②帮助客户树立终身治疗的观念。 ③饮食原则是低饱和脂肪和低胆固醇饮食，要求饱和脂肪占总热量的 7% 以下，胆固醇 < 200mg/d
	用药健康管理	①列举不遵医行为导致严重后果的病例，让客户认识到遵医嘱用药的重要性，从而提高客户用药依从性。 ②告知药物的用法、作用和不良反应，并教会客户定时测脉搏、血压，发护嘱卡或个人用药手册，使客户"知、信、行"统一
3 个月随访	心理健康管理	① AMI 后客户焦虑情绪多来自对今后工作能力和生活质量的担心，予以充分理解并鼓励客户保持乐观、平和的心情，正确对待自己的病情。 ②告诉家属对客户要积极配合和支持，并创造一个良好的身心休养环境，生活中避免对其施加压力，当客户出现紧张、焦虑或烦躁等不良情绪时，予以理解并设法进行疏导，必要时争取客户工作单位领导和同事的支持

随访时间	随访重点项目	护理慢病健康管理内容
3 个月随访	照顾者健康管理	① AMI 是心脏性猝死的高危因素，教会家属心肺复苏的基本技术以备急用。 ② AMI 后，鼓励客户积极做到全面综合的二级预防，即冠心病二级预防 ABCDE 原则，预防再次梗死和其他心血管事件
6 个月随访	康复健康管理	①与客户一起制订个体化运动处方，指导客户的运动康复训练 ②运动原则：有序、有度、有恒。运动形式以行走、慢跑、简化太极拳、游泳等有氧运动为主，可联合静力训练和负重等抗阻运动 ③运动强度：根据客户心肺功能，循序渐进，一般选择最大心率的 70% ～ 85% 的范围控制运动强度 ④持续时间：初始是 6 ～ 10 分钟 / 次，含各 1 分钟左右的热身活动和整理活动；随着客户对运动的适应和心功能的改善，可逐渐延长每次运动持续时间至 30 ～ 60 分钟 ⑤运动频率：有氧运动每周 3 ～ 5 天，最好每天运动，抗阻运动、柔韧性运动每周 2 ～ 3 天，至少间隔 1 天

体检筛查后进一步治疗的客户，按照冠心病二级预防 ABCDE 原则进行知识普及，帮助客户预防再次梗死和其他心血管事件。见表 5–39。

表 5–39 冠心病预防 ABCDE 原则

代号	释义
A	aspirin（阿司匹林或联合使用氯吡格雷、噻氯匹定）抗血小板聚集 anti–anginal therapy 抗心绞痛治疗，如硝酸酯类制剂
B	β – 受体阻断药 blood pressure control 控制血压
C	cholesterollowing 控制血脂水平 cigarette quitting 戒烟
D	diet control 控制饮食 diabetes treatment 治疗糖尿病
E	exercise 鼓励有计划地、适当地运动锻炼 education 客户及其家属教育，普及有关冠心病的知识

5. 护理干预 – 效果评价

客户于 2021 年 3 月 24 日体检的异常指标，与 2022 年 6 月 1 日体检后对比发现，护理干预后血常规、生化、糖化、胃蛋白酶原等检查结果均逐渐恢复正常。护理干预对比展示图，见图 5–1。

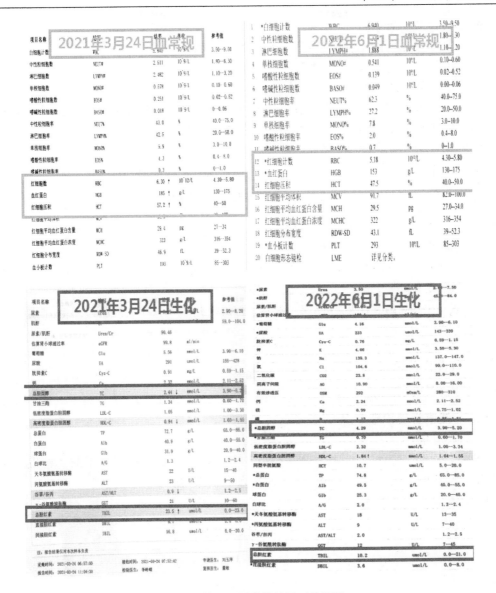

图 5-1 护理干预体检结果对比展示

第七节 甲状腺结节的健康管理护理及护理查房

（一）概述

1. 概念

甲状腺是内分泌系统的一个重要器官，也是人体内分泌系统中最大的内分泌腺。它在脑垂体分泌的促甲状腺激素的刺激下，分泌和释放甲状腺激素入血。甲状腺激素通过血液循环，作用于相应的靶组织器官，对维持和调节各组织器官的功能有重要作用。

2. 甲状腺疾病的分类

（1）甲状腺肿：单纯性甲状腺肿、结节性甲状腺肿。

（2）甲状腺功能亢进。

（3）甲状腺功能减退。

（4）甲状腺炎症：亚急性甲状腺炎、慢性淋巴细胞性甲状腺炎（桥本氏甲状腺炎）。

（5）甲状腺肿瘤：甲状腺良性肿瘤、甲状腺恶性肿瘤。

3. 甲状腺结节超声分类

见表 5-40。

表 5-40　甲状腺结节超声分类

分级	超声波所见	应对方式
Ⅰ	提示甲状腺正常，没有发现结节	每年复查
Ⅱ	提示甲状腺已发生结节，但这些结节没有任何的恶性征象，没有恶性可能	每年复查
Ⅲ	提示甲状腺结节有很大概率是良性的，但仍有不到5%的概率是恶性的	每半年复查
Ⅳ	恶性概率高：4a 表示恶性概率为 5%～10%；4b 表示恶性概率为 10%～80%	4a：3～6个月复查超声或穿刺；4b：立刻进行穿刺活检
Ⅴ	基本就是恶性	手术治疗

（二）健康管理护理查房

1. 病例汇报

刘女士，女，32 岁，已婚，公司职员，文化程度本科，自述 4 年前体检发现甲状腺结节，无其他不适，每 3～6 个月定期复查甲状腺功能。

（1）体检套餐见表 5-41。

表 5-41　体检套餐

科室	项目
一般检查及病史	一般检查，病史及生活史
内科	内科
外科	外科（含直肠指检）
眼科	眼科（含色觉）眼压
耳鼻喉科	耳鼻喉科
口腔科	口腔科
妇科	妇科
病理科	宫颈液基细胞学检查
幽门螺杆菌检测	^{13}C 呼气试验
心电图室	心电图

科室	项目
彩超室	腹部彩超
	甲状腺彩超及颈部淋巴结
	乳腺彩超及腋下淋巴结
	心脏彩超
	颈动脉彩超
CT室	胸部CT平扫
采血室	糖化血红蛋白
	血细胞分析
	肝功1
	肾功1
	总胆固醇
	甘油三酯
	高密度脂蛋白胆固醇
	低密度脂蛋白胆固醇
	AFP
	CEA
	CA153
	CA125
	胃蛋白酶原Ⅰ（PGI）、胃蛋白酶原Ⅱ（PGII）
	胃泌素-17（G-17）
	甲功五项
	尿常规
	尿微量蛋白/肌酐

（2）一般情况及病史见表5-42。

表5-42　一般情况及病史

项目名称	检查结果
身高	161cm
体重	52kg
体重指数	20.1kg/m^2
腰围	69cm，正常
臀围	93cm

项目名称	检查结果
腰臀比	0.74，正常
颈围	28cm
脉搏	89 次 / 分
脉搏结论	正常
收缩压	109mmHg
舒张压	64mmHg
血压结论	血压正常
运动	偶尔运动
饮食	偏辣
吸烟	无
饮酒	无
药物过敏史	无
现病史	无特殊
既往史	既往发现有甲状腺结节
手术史	5 年前行剖宫产术后
家族史	受检者为独生子女，父亲、子女健康状况良好，受检者母亲确诊为甲状腺乳头状癌

（3）内科查体见表 5-43。

表 5-43　内科查体

项目名称	检查结果
心率	85 次 / 分
心率结论	正常
腹壁	未见明显异常
发育	良好
营养状况	营养良好
体型	均匀
面容	正常面容
胸廓	未见异常
肺部	未见明显异常
心率	齐
心界	正常
心音	正常

项目名称	检查结果
心脏杂音	未闻及病理性杂音
腹部压痛	无压痛
肝脏	未扪及
胆囊	未扪及
脾脏	未扪及
肾脏	双侧肾区无叩痛
四肢	未见明显异常

（4）外科查体见表5-44。

表5-44　外科

项目名称	检查结果
皮肤	未见明显异常
甲状腺	右侧甲状腺扪及1.5cm×2.0cm大小结节，质硬，随吞咽上下移动
浅表淋巴结	未见明显异常
四肢	未见明显异常
脊柱	未见明显异常
关节	未见明显异常
肛门直肠	未见明显异常
外周血管	未见明显异常

（5）实验室检查结果见表5-45。

表5-45　实验室检查结果

缩写	项目名称	结果	单位	参考范围
TP	总蛋白	71	g/L	65.0～85.0
ALB	白蛋白	46	g/L	40.0～55.0
GLB	球蛋白	25	g/L	20.0～40.0
A/G	白球比	1.84		1.2～2.4
AST	天冬氨酸氨基转移酶	25	U/L	15～40
ALT	丙氨酸氨基转移酶	12	U/L	9～50
AST/ALT	谷草/谷丙	2.08	—	0.36～2.50
GGT	γ-谷氨酰转肽酶	18	U/L	10～60
TBIL	总胆红素	12	μmol/L	0.00～23.00
DBIL	直接胆红素	4	μmol/L	0～8.0

缩写	项目名称	结果	单位	参考范围
IDBIL	间接胆红素	8	μmol/L	0.0 ～ 20.0
BUN	尿素	4.9	mmol/L	2.90 ～ 8.20
CREA	肌酐	60	μmol/L	59.0 ～ 104.0
Cys–C	胱抑素 –C	0.78	mg/L	< 1.40
GLU	葡萄糖	5.3	mmol/L	3.90 ～ 6.11
UA	尿酸	291	μmol/L	155 ～ 428
Ca	钙	2.41	mmol/L	2.10 ～ 2.90
TC	总胆固醇	4.89	mmol/L	3.9 ～ 5.20
TG	甘油三酯	0.8	mmol/L	0.60 ～ 1.70
LDL–C	低密度脂蛋白胆固醇	2.62	mmol/L	0 ～ 3.37
HDL–C	高密度脂蛋白胆固醇	2.1 ↑	mmol/L	1.03 ～ 1.55
TSH	促甲状腺激素	0.4	mIU/L	0.35 ～ 4.94
FT3	游离三碘甲状腺原氨酸	4.65	pmol/L	2.43 ～ 6.01
FT4	游离甲状腺素	16.03	pmol/L	9.01 ～ 19.05
Anti–Tg	抗甲状腺球蛋白抗体	< 10.00	IU/mL	< 75.00
Tg	甲状腺球蛋白	13.2	ng/mL	0 ～ 40

（6）辅助检查结果。

1）腹部彩超、心脏彩超、颈动脉彩超均提示未见明显异常。

2）窦性心律，正常心电图。

3）甲状腺及颈部淋巴结超声：甲状腺右侧叶低回声结节，TI-RADS 4b 类，大小为 15mm×10mm。

（7）体检主要诊断。

1）甲状腺右侧叶低回声结节。

2）视力低于正常。

3）牙结石。

（8）主要治疗措施：建议到甲状腺外科就诊，必要时进一步检查明确诊断。

2. 体检中遇到的相关问题

（1）护理诊断：知识缺乏——缺乏疾病相关知识，不知如何选择体检套餐的内容。

护理计划：使受检者了解疾病相关知识。

护理措施：①为了避免受检者片面理解，普及一些常见的医学知识，讲述的内容要深入浅出，从熟悉、具体的知识到不太熟悉或抽象的概念过渡。②根据受检者需要，制订出符合受检者的体检项目组合。

护理评价：对受检者进行知识的宣教，使其较好掌握该疾病发作相关知识，选择适合的体检项目及有效预防疾病加重的措施。

（2）护理诊断：无效性否认——受检者不愿接受体检结果，出现逃避行为。

护理计划：让受检者接受体检结果。

护理措施：①主动倾听受检者的诉说，满足其合理的需求。②让健康管理师与受检者沟通，并初步讲解甲状腺结节的日常生活管理。

护理评价：指导受检者调整心态，积极配合检查，多开导并且关心受检者，使其逐步接受并勇敢面对。

（3）护理诊断：焦虑——与担心预后有关。

护理计划：让受检者情绪稳定，减轻受检者焦虑感，了解甲状腺结节带来的各种不适。

护理措施：①通过沟通解释使其中克服紧张情绪，使其情绪反应能够向客观现实靠拢。②举例分析，增强受检者的信心。③给予受检者支持和鼓励。

护理评价：受检者的焦虑情绪消失，表现出了对战胜疾病的信心。

（4）护理诊断：自我形象改变——结节较大时出现颈部肿块以及颈部增粗。

护理计划：受检者能正确面对形象的改变。

护理措施：①鼓励受检者正确面对疾病。②鼓励并帮助其建立良好的人际关系。③鼓励受检者进行适当的自我修饰，增强自信心。

护理评价：受检者的自我适应能力良好。

3. 病理诊断报告

（1）病理诊断："右侧甲状腺及峡部"，乳头状癌，最大直径约 1cm。

（2）手术治疗：①体检客户于 2020 年 11 月 2 日入院做术前准备，术前诊断：右侧甲状腺乳头状癌。②11 月 9 日行右侧甲状腺及峡部全切 + 根治性颈淋巴结清扫（右颈Ⅵ区）+ 术中冰冻。③客户病情稳定，于 2020 年 11 月 13 日出院。

（3）回访：体检客户术后，每 3 个月复查甲状腺功能，根据医嘱复查甲状腺彩超。术后一直服用雷替斯，最开始的用量是 50μg，第一次复查调整到 75μg，到目前暂时未调整药量。

2022 年 1 月 20 日的检查报告见表 5-46。

表 5-46 2022 年 1 月 20 日检查报告

缩写	项目名称	结果	单位	参考区间
TSH	促甲状腺激素	0.241 ↓	mIU/L	0.35 ～ 4.94
FT3	游离三碘甲状腺原氨酸	3.78	pmol/L	2.43 ～ 6.01
FT4	游离甲状腺素	14.28	pmol/L	9.01 ～ 19.05
Anti-Tg	抗甲状腺球蛋白抗体	< 10.00	IU/mL	< 75.00
Tg	甲状腺球蛋白	10.8	ng/mL	0 ～ 40
25-(OH)D$_3$	25- 羟基维生素 D$_3$	75.78	ng/mL	> 30

2022 年 5 月 26 日的检查报告见表 5-47。

表 5-47　2022 年 5 月 26 日的检查报告

缩写	项目名称	结果	单位	参考区间
TSH	促甲状腺激素	1.01	mIU/L	0.27 ～ 4.2
FT3	游离三碘甲状腺原氨酸	3.4	pmol/L	3.1 ～ 6.8
FT4	游离甲状腺素	23.50 ↑	pmol/L	12.0 ～ 22.0
Anti-Tg	抗甲状腺球蛋白抗体	14.9	IU/mL	< 115
Tg	甲状腺球蛋白	6.08	ng/mL	3.5 ～ 77

（三）健康教育相关的护理措施

健康教育是防治甲状腺疾病的重要措施，其主要内容有：饮食指导、生活方式干预、心理护理以及指导患者在长期的治疗过程中的用药及各种注意事项。

（1）饮食指导：①饮食营养均衡，进食高蛋白、低脂肪、低糖、高维生素食物，多吃新鲜蔬菜水果等。②甲状腺肿瘤的饮食禁食：油腻、辛辣、煎炸食品，禁烟禁酒，还应该定期复查。

（2）生活方式干预：日常护理应注意保持衣物颈部的宽松。保持空气流通，防止交叉感染，诱发甲状腺结节。充足的睡眠、适量的运动也是必需的。

（3）心理干预：消除不良情绪，保持良好的心理状态，坚持心情开朗。

（4）用药护理：应该按医生的嘱咐吃药，不能自己随便减量或不吃，还要注意药物的副作用，如伴有发热、咽痛、皮疹等粒细胞缺乏症，必须马上停药，并到医院进行相关检查。

（5）自我监督管理：甲状腺结节患者的管理需要患者极大的配合，定期复查，按时吃药。

（四）甲状腺结节的日常保健措施

（1）尽量避免儿童期头颈部 X 线照射。

（2）保持精神愉快。

（3）合理控制碘的摄入量。应吃富含营养的食物及新鲜蔬菜，避免肥腻辛辣食物。

（4）甲状腺增生性疾病及良性肿瘤，应到医院进行积极正规的治疗。

（5）甲状腺癌术后积极采用药物治疗，预防治疗是提高疗效的有效方法。

第八节　肺结节的健康管理护理及护理查房

（一）概述

1. 概念

肺结节（pulmonary nodule）指边界清楚的、影像不透明的、直径 ≤ 3cm、周围为含气肺组织所包绕的病变；一般无肺不张、肺门增大或胸腔积液表现。随着 CT 扫描的普及，肺结节的检出率日益增高，20% 以上的受检者可以查出肺结节。但肺结节是影像学概念，病理类型可以是良性病变，也可以是恶性病变（如肺癌）。

2. 根据密度分类

肺结节有多种分类方式，常见的分类如下。

（1）根据肺结节的数量。

1）孤立性肺结节（solitary pulmonary nodule，SPN）：常为单个病灶，但目前将单一主要结节伴有一个或多个附带小结节也归为此。此类结节可能是良性，也可能为恶性，一般无明显症状。

2）多发性肺结节（multiple pulmonary nodules，MPN）：肺结节数量超过 2 个，且不易确定主要病灶。多发性肺结节可由胸内外恶性肿瘤转移或活动性感染导致，一般伴有相应症状。

（2）根据肺结节的大小。

1）亚厘米肺结节：指直径＜ 8mm 的肺结节，恶性概率相对较低。

2）微结节：直径＜ 4mm 者，一般为良性。

（3）根据肺结节的密度：基于高分辨率 CT（high-resolution computed tomography，HRCT）肺结节能否完全遮盖肺实质，将肺结节分为实性肺结节（solid pulmonary nodule）和亚实性肺结节。

1）实性肺结节：指其内全部是软组织密度，完全掩盖血管及支气管影。

2）亚实性结节：又称磨玻璃结节（ground-glass nodule，GGN），指肺内模糊的结节影，结节密度较周围肺实质略增加，但其内血管及支气管的轮廓尚可见。磨玻璃结节的恶性概率大于实性结节，典型的组织学类型是肺腺癌（包括浸润前病变），但生长速度通常较慢，体积倍增时间（volume doubling time，VDT）一般＞ 2 年。磨玻璃结节又可再分为纯磨玻璃结节（pure ground-glass nodule，pGGN）和混合磨玻璃结节（mixed ground-glass nodule，mGGN）。

①纯磨玻璃结节（pGGNs）：病灶内无实性成分，不掩盖血管及支气管影像。

②混合磨玻璃结节（mGGNs）：病灶内既包含磨玻璃密度影，又包含实性软组织密度影，密度不均匀，部分掩盖血管及支气管影像（见图 5-2 ～图 5-4）。

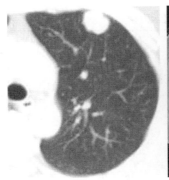 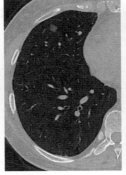 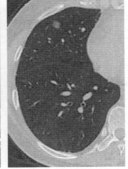

图 5-2　实性结节　　　　图 5-3　pGNN　　　图 5-4　mGGN

（二）健康管理护理查房

1. 病例汇报

受检者：杨某，女，53 岁。职业：职员。

受检者检前告知，在当地医院 CT 检查提示"左肺结节"，来我中心复查，并做全身健康体检。体检套餐见表 5-48。

表 5-48　体检套餐

科室	申请项目
一般检查及病史	一般检查，病史及生活史
幽门螺杆菌检测	^{13}C 呼气试验
彩超室	全腹部彩超
	乳腺彩超及腋下淋巴结
	甲状腺及颈部淋巴结
心电图	心电图
骨密度检测	X 线骨密度
经颅多普勒	TCD
放射科	CT 胸部（平扫）
采血室	血常规分析
	肝功 1
	肾功 1
	高密度脂蛋白胆固醇
	低密度脂蛋白胆固醇
	CEA
	AFP
	AFP-L3
	尿常规
妇科	妇科检查
	宫颈液基细胞学检查

（1）一般情况及病史见表 5-49。

表 5-49　一般情况及病史

项目名称	检查结果
身高	155cm
体重	41kg
体重指数	17.06kg/m^2（消瘦）
腰围	73cm
臀围	82cm
腰臀比	0.89，正常

续表

项目名称	检查结果
颈围	32cm
脉搏	55 次 / 分
脉搏结论	正常
收缩压	100mmHg
舒张压	62mmHg
血压结论	正常
运动	经常
饮食	辛辣
吸烟	无
饮酒	无
药物过敏史	无
现病史	无
既往史	无
手术史	无
家族史	母亲肺癌，父亲肺气肿

（2）实验室及辅助检查结果。

1）实验室相关结果见表 5-50。

表 5-50　实验室相关结果

缩写	项目名称	结果	单位	参考范围
Urea	尿素	4.84	mmol/L	2.9 ～ 8.2
Cr	肌酐	44.8 ↓	μmol/L	45.0 ～ 84.0
Urea/Cr	尿素 / 肌酐	108.04		
eGFR	估算肾小球滤过率	116.7	mL/min	
Glu	葡萄糖	4.47	mmol/L	3.90 ～ 6.10
UA	尿酸	180	μmol/L	155 ～ 428
Cys-C	胱抑素 C	0.58 ↓	mg/L	0.59 ～ 1.15
Ca	钙	2.18	mmol/L	2.11 ～ 2.52
TC	总胆固醇	4.24	mmol/L	3.90 ～ 5.20
TG	甘油三酯	0.8	mmol/L	0.60 ～ 1.70
LDL-C	低密度脂蛋白胆固醇	1.88	mmol/L	1.00 ～ 3.30
HDL-C	高密度脂蛋白胆固醇	1.63 ↑	mmol/L	1.03 ～ 1.55
TP	总蛋白	68.5	g/L	65.0 ～ 85.0

缩写	项目名称	结果	单位	参考范围
Alb	白蛋白	42.5	g/L	40.0～55.0
Glb	球蛋白	26	g/L	20.0～40.0
A/G	白球比	1.6		1.2～2.4
AST	天冬氨酸氨基转氨酶	17	U/L	13～35
ALT	丙氨酸氨基转氨酶	16	U/L	7～40
AST/ALT	谷草／谷丙	1.1 ↓		1.2～2.5
GGT	γ-谷氨酰转肽酶	11	U/L	7～45
TBIL	总胆红素	12.6	μmol/L	0～23
DBIL	直接胆红素	2.4	μmol/L	0.0～8.0
IBIL	间接胆红素	10.5	μmol/L	0.0～20.0

2）影像检查结果。

①彩超：肝脏囊肿；胆囊胆固醇沉着；子宫增大伴肌层回声不均匀。②甲状腺彩超：甲状腺左侧叶囊肿。③乳腺彩超：左乳低回声结节，BI-RADS 分类 3 类。④ CT：右肺上叶前段见一磨玻璃结节影，大小约 8mm×6mm。⑤骨密度检测：骨密度处于骨质减少状态。

（3）主要诊断。①肺部结节。②子宫增大伴肌层回声不均匀。③胆固醇沉着。④乳腺结节。⑤肝脏囊肿、甲状腺囊肿。⑥骨质量减少。

（4）主要措施。①改变生活习惯，包括饮食、生活方式和运动等。②密切观察，定期复查。③必要时专科就诊，手术治疗。

2. 护理干预

（1）护理评估。

1）健康史：询问相关疾病；评估体检诊断相关结论原因，有无疾病相关因素。了解受检者的生活方式、饮食习惯。

2）身体状况：评估受检者是否出现伴随症状，如咳嗽、咳痰、气紧、咯血、疼痛等。

3）心理—社会状况：受检者随着病程延长可能出现各种并发症，加之对疾病知识的缺乏，极易产生恐惧、焦虑等症状，应做好心理评估，帮助其积极面对疾病。

（2）护理问题—护理措施—护理评价。

1）恐惧与焦虑。

护理问题：恐惧与焦虑，与担心疾病的诊断，对疾病相关知识匮乏。

护理措施：①多与受检者沟通，了解受检者所需，给予帮助。②倾听受检者主诉，对提出的问题，及时回应。③与受检者共情，发自内心地体会受检者的焦虑情绪。

护理评价：受检者对肺结节相关问题有一定了解，情绪较前稳定。

2）对体检结果怀疑、否定。

护理问题：对体检结果怀疑、否定，与不了解肺部结节相关知识有关，"谈节色变"。

护理措施：①耐心开导受检者正确面对。②积极给予心理疏导，缓解负面情绪。③在体检过程中，尽所能帮助受检者。④请受检者积极配合，顺利完成体检。

护理评价：受检者负面情绪较之前缓解。

3）对体检和就诊流程不熟悉。

护理问题：对体检和就诊流程不熟悉。

护理措施：①介绍体检环境、介绍导检护士。②介绍受检者所选择体检项目的检查意义。③体检流程和体检相关注意事项。④介绍达到重要通知指标的流程。⑤告知并教会受检者医院就诊流程。⑥针对体检报告提出的就诊建议挂对应相关科室医生。⑦若有必要，告知入院流程。

护理评价：受检者对流程较清楚，心中顾虑较之前减轻，心情放松。

4）体检报告等待时间长。

护理问题：体检报告等待时间长，体检报告结论不明白。

护理措施：①根据受检者实际情况将报告加急处理，加急报告流程。②报告领取后及时安排医生报告解读。

护理评价：受检者对体检流程人性化满意，极大地减轻负担。

5）营养失调。

护理问题：营养失调——饮食中钙、蛋白质、维生素D缺乏。

护理措施：①保证正常的体重，在体重指数范围。②禁烟禁酒。③合理膳食，改变饮食结构，多摄入新鲜的、富含维生素D、钙和蛋白质的食物。④坚持锻炼。

护理评价：目前无疼痛等相关症状。

6）有手术的可能。

护理问题：有手术的可能——肺部结节、乳腺结节、甲状腺结节变化。

护理措施：①生活规律，劳逸结合。②保证充足的睡眠。③调节情绪，放松心态，保证乐观积极心情。④禁止滥用富含雌激素的食物。

护理评价：基本了解通过自身可调节的生活方式。

7）知识缺乏。

护理问题：知识缺乏——缺乏疾病相关知识。

护理措施：①向受检者讲解疾病相关知识，做好健康宣教。②多沟通交流，认真听其主诉。③介绍结节的相关知识，帮助受检者了解基本常识，避免不良情绪，树立乐观心态。④告知一些类似疾病的案例，增强信心，减轻焦虑。

护理评价：受检者了解疾病相关知识，积极配合。

8）潜在并发症。

护理问题：潜在并发症——病情变化，有恶变可能。

护理措施：①向受检者说明定期复查、随访的重要性，关注结节变化。②严格遵医嘱。

护理评价：目前受检者未有上述情况。

（3）跟踪随访。①定期电话回访。②动态了解受检者身体情况。③跟踪饮食、运动情况。④调整作息，保证规律生活习惯。

（三）护理干预及效果评价

1. 运动指导建议

（1）动则有益，多动更好，适度量力，贵在坚持。

（2）安全地进行身体活动。

（3）减少静态行为，每天保持身体活跃状态。

（4）身体活动达到推荐量。

1）每周进行 150 ～ 300 分钟中等强度或 75 ～ 150 分钟高强度有氧活动，或将等量的中等强度和高强度有氧活动结合。

2）每周至少进行 2 天肌肉力量练习。

3）保持日常身体活动，并增加活动量。如步行、上楼梯、做家务。

4）减少静坐少动（每小时轻体力活动 1 ～ 5 分钟）。

2. 膳食指导建议

（1）食物多样，合理搭配：坚持以谷类为主的平衡膳食模式；平均每天摄入 12 种以上食物，每周 25 种以上，合理搭配每天的膳食，包括谷薯类、蔬菜水果、畜禽鱼蛋奶和豆类食物，每天摄入谷类食物 200 ～ 300g，其中包含全谷物和杂豆类 50 ～ 150g；薯类 50 ～ 100g。

（2）多吃蔬菜、奶类、全谷、大豆。

①餐餐有蔬菜，保证每天摄入不少于 300g 的新鲜蔬菜，深色蔬菜应占 1/2。②天天吃水果。保证每天摄入 200 ～ 350g 的新鲜水果。果汁不能代替鲜果。③吃各种各样的奶制品，摄入量相当于每天 300mL 以上液态奶。④经常吃全谷物、大豆制品，适量吃坚果。⑤适量摄入吃鱼、禽、蛋、瘦肉，平均每天 120 ～ 200g，每周最好吃鱼 2 次或 300 ～ 500g，蛋类 300 ～ 350g，畜禽肉 300 ～ 500g。优先选择鱼，少吃肥肉、烟熏和腌制肉品，少吃深加工肉制品。鸡蛋营养丰富，吃鸡蛋不弃蛋黄。

（3）控糖限酒。

①少盐少油，控糖限酒；不喝或少喝含糖饮料，成年人如饮酒，一天饮用的酒精量不超过 15g。②培养清淡饮食习惯，少吃高盐和油炸食品。成年人每天摄入食盐不超过 5g，烹调油 25 ～ 30g。控制添加糖的摄入量，每天不超过 50g，最好控制在 25g 以下；反式脂肪酸每天摄入量不超过 2g。

（4）三餐合理安排。

①合理安排一日三餐，定时定量，不漏餐，每天吃早餐。②规律进餐、饮食适度，不暴饮暴食、不偏食挑食、不过度节食。③足量饮水，少量多次。在温和气候条件下，低身体活动水平，成年男性每天喝水 1700mL，成年女性每天喝水 1500mL。④推荐喝白水或淡茶水，少喝或不喝含糖饮料，不用饮料代替白水。⑤每天补充钙剂的含量为 800 ～ 1200mg，维生素 D 的含量为 400 ～ 600U。⑥保持充足的日照，建议 11:00 ～ 15:00 时，尽可能多的暴露皮肤于阳光下，晒 15 ～ 30 分钟。

3. 自我管理

自我管理应成为全程管理的一部分，通过对相关危险因素及心理状态的记录，更清楚地了解自我风险，加强自我管理，坚持健康生活方式，降低肺结节的恶变风险。病史记录见表 5-51。

表 5-51　病史记录

分类	问题	选项			说明
吸烟史	您吸烟吗？	□是 □否			吸烟显著增加肺癌的患病风险
	您吸烟多少年了？	___年			
	您平均每天吸烟多少支？	___支			
	您戒烟了吗？	□是 □否			
	您戒烟多久了？	___			年或月
	您有接触二手烟吗？	□是 □否			
	您是否劝说周围人戒烟？	□有 □无			
肺部慢性疾病史	您有慢阻肺吗？	□是 □否			肺部慢性疾病可增加肺癌患病风险
	您有间质性肺部吗？	□是 □否			
	您有支气管扩张吗？	□是 □否			
	您患过肺结核吗？	□是 □否			
肿瘤家族史	您家属中（父母、叔伯姑/姨舅、祖父母、外祖父母、兄弟姐妹、子女等）	□有 □无			肿瘤家族史可增加肺癌患病风险
心理因素	您是否对什么事都不感兴趣？	□完全没有 □偶 □经常			心理压抑可增加肺癌患病风险
	您是否感到紧张？	□完全没有	□偶	□经常 □全部都是	
	您是否感到担心？	□完全没有	□偶	□经常 □全部都是	
	您是否感到恐惧？	□完全没有	□偶	□经常 □全部都是	
	您是否感到生活没有希望？	□完全没有	□偶	□经常 □全部都是	
	您是否有失眠？	□完全没有	□偶	□经常 □全部都是	

4. 护理措施干预后对比

2021 年 10 月 12 日（接近 4 个月）的复查 CT 与 2021 年 6 月 24 日的旧片对比，右肺上叶前段见一纯磨玻璃结节，较前相仿，建议密切随访。

5. 健康宣教

为肺结节检出者详细介绍肺结节的分类、病因、恶性肺结节的高危因素、坚持随访的意义及重要性、治疗原则等，使其对肺结节有正确的认识，能遵医嘱配合完成全程管理。

（1）戒烟教育。第一，要树立信心，坚决克制吸烟嗜欲，打消吸烟念头，通过散步等活动分散吸烟注意力。第二，尽量少接触吸烟环境。第三，饮食调节，多食蔬菜、水果，喝酸性果汁和温水，促进体内残积尼古丁等物质排出；避免进食容易引发烟瘾的高糖、高脂、高蛋白等食品。在初步摆脱烟瘾后，逐步恢复原有的正常生活和饮食习惯。

（2）有职业暴露史。工作环境中与致癌物（铀、镭等）或是和砷、石棉、铬等化学物质长期接触。这些物质对身体，特别是肺部损伤极大，易引起肺部结节。

（3）有合并慢性阻塞性肺疾病史、弥漫性肺纤维化、肺结核、其他恶性肿瘤患者或有一级亲属肺癌家族史的人群，引起重视，定期复查。

（4）保持良好、乐观、积极的心态。我国肺结节患者的人格特征与其焦虑、抑郁有关，及时识别负面情绪，消除无谓的焦虑，必要时提供心理干预，以减轻焦虑、抑郁等心理问题。做好肺结节基础概念的普及，消除"谈结色变"的现状。

（5）保持正常作息，养成早睡早起的习惯。睡觉时人的呼吸缓慢，脏器器官也处于休整状态。肺部的自愈能力较强，睡眠良好，可给肺部以足够的休整时间。

（6）新鲜蔬菜和水果的摄入是肺癌的保护因素。清淡饮食，有研究表明，偏重口味人群的孤立性肺结节检出率高于偏清淡口味的人群。可多吃一些清肺、润肺的食物，少吃刺激性食物。

（7）合理的体育锻炼可降低肺癌的发病风险。采取积极运动的生活方式，科学运动。运动是维持身心健康的重要方法，坚持运动有益于身心健康，减少肺部疾病。应尽量选择有氧运动，如游泳、打太极拳、慢跑等，以增强肺部功能。健康的成年人每周至少进行 150 ～ 300 分钟中等强度至较大强度有氧运动。

（8）避免雾霾天户外运动，尽量避免在空气不好的环境中久待；肺是过滤毒素的主要器官之一。人体每天通过呼吸，大约要将 8000L 空气输送至肺部。空气中的细菌、粉尘及病毒均会随之抵达肺脏，因此建议肺结节患者在雨后空气良好时，于户外练习深呼吸，日常主动咳嗽，以便将肺脏毒素排除干净。

（9）心理认知干预护理：缺乏对肺结节的客观认识，往往将肺结节等同于肺癌，从而产生恐惧、抑郁、焦虑等负面情绪。因此，应加强心理认知干预护理，多沟通，倾听其内心的声音，给予科学的安慰和引导，减少心理负担。

（10）随访指导：随访是肺结节全程管理的重要内容，向患者系统讲解随访的意义和目的，告知其不能随意停止随访，也不用擅自增加额外检查。强化患者依从性，保证遵医嘱按时、按质、按计划随访。

第九节　骨质疏松的健康管理护理及护理查房

（一）概述

1. 概念

慢性病已成为头号杀手，据不完全统计，我国每年死亡总人数约 1030 万，其中超过 80% 由慢性病所致（是发达国家的 4 ～ 5 倍），8.4% 的 GDP 为药费所蚕食，尤其是随着老龄化的快速增长，相关慢性病已经成为影响健康的重要因素，其中骨质疏松症是威胁老年人健康的重大常见慢性病之一，被称为无声的杀手，不容忽视！

骨质疏松症（OP）是主要发生在绝经后妇女和老年人中的一种骨代谢性骨病，据有关调查统计，我国 50 ～ 60 岁的妇女约 30% 患绝经后骨质疏松症，60 岁以上妇女的患病率为 30% ～ 50%，老年男性的骨质疏松症患病率为 20% ～ 30%。骨质疏松症易诱发脆性骨折（指从站立位高度跌倒发生的骨折）致畸、致残，严重威胁到老年人健康。重视对骨质疏松症的健康管理对提高老年人的生活质量至关重要。因此，提高对骨质疏松的健康管理，加强宣传教育，提高医生及患者对该病的认识，以及骨质疏松的预防与康复迫在眉睫。

2. 分类

骨质疏松症按病因可分为原发性、继发性、特发性三类。原发性分为Ⅰ型绝经后骨质疏松症和Ⅱ型老年性骨质疏松症；继发性骨质疏松症是继发于疾病后发生，包括内分泌性疾病、骨髓增生性疾病、营养缺乏性疾病、先天性疾病、某些慢性疾病（如明显的实质器官疾病、结缔组织疾病等）、药物性骨量减少、失用性骨丢失等；特发性骨质疏松症包括青少年骨质疏松症和青壮年成人骨质疏松症。这里我们着重介绍的是Ⅰ型绝经后骨质疏松症。骨质疏松症分类详见表5-52。

表5-52　骨质疏松症分类

1. 原发性 OP

（1）Ⅰ型（绝经后骨质疏松症）

（2）Ⅱ型（老年性骨质疏松症）

2. 继发性 OP

（1）内分泌性
　　甲旁亢
　　库欣综合征
　　性腺功能减退症
　　甲亢
　　催乳素瘤和高催乳素血症
　　1型糖尿病
　　生长激素缺乏症

（2）血液病
　　浆细胞病（多发性骨髓瘤或巨球蛋白血症）
　　系统性肥大细胞增多症
　　白血病和淋巴瘤
　　镰状细胞贫血和轻型珠蛋白生成障碍性贫血
　　戈谢（Gaucher）病
　　骨髓增生异常综合征

（3）结缔组织病

（4）成骨不全

（5）骨肿瘤（原发性和转移性）

（6）马方（Marfan）综合征

（7）坏血病（维生素 C 缺乏症）

（8）药物
　　糖皮质激素
　　肝素
　　抗惊厥药
　　甲氨蝶呤、环孢素
　　LHRH 激动剂和 GnRH 拮抗剂
　　含铝抗酸药

（9）制动

（10）肾脏疾病
　　慢性肾衰竭
　　肾小管酸中毒

（11）营养性疾病和胃肠疾病
　　吸收不良综合征
　　静脉营养支持（肠外营养）
　　胃切除术后
　　肝胆疾病
　　慢性低磷血症

（12）其他
　　家族性自主神经功能障碍
　　反射性交感性营养不良症

3. 诊断标准

双能 X 线吸收法（DXA）检测骨密度：骨质疏松症诊断标准是基于 DXA 测量的 T 值结果。测量部位主要为腰椎和股骨近端，如腰椎和股骨近端测量受限，可选择非优势侧手桡骨远端 1/3。WHO 发布的 DXA 测定骨密度分类标准：T 值 ≥ -1，骨量正常；$-2.5 <$ T 值 < -1，骨量低下；T 值 ≤ -2.5，骨质疏松；T 值 ≤ -2.5 合并脆性骨折，重度骨质疏松。

依据 WHO 标准，以脆性骨折史或 DXA 检测 T 值判断见表 5–53。

表 5–53　判断标准

诊断	依据
正常	T 值 ≥ -1
骨量低下	$-2.5 < T$ 值 < -1
骨质疏松	T 值 ≤ -2.5 或者有脆性骨折史
重度骨质疏松	T 值 ≤ -2.5 合并一处或多处骨折

（二）健康管理护理查房

1. 案例介绍

李某，女，60 岁，已婚，育 2 子女，某单位退休职工；参加单位健康体检，阳性结果如下：

身高：较去年同一时期测量降低 3cm，骨密度结果 < -2.5。

25- 羟维生素 D：7.41；CRP（C 反应蛋白）：21.71。

腰椎 X 线片：腰椎压缩性骨折？

胸部 CT：右肺上叶及左肺渗出实性病变。

颈部血管彩超：左侧斑块形成。

现病史：神志清楚，精神尚可，听力下降，体形消瘦，背驼，面容苍白。

主诉：食欲欠佳，睡眠情况较差，大便干燥，腰痛 1 周，活动受限，翻身困难。近半月出现咳嗽、咳痰，心情忧郁。

进一步检查：脑利钠肽前体：366.7；血沉：64；降钙素原：0.044。

体检结果：骨质疏松、肺部炎症、腰椎压缩性骨折。

2. 护理诊断及相关护理组措施

（1）慢性疼痛。

护理问题：慢性疼痛——与骨质疏松及腰椎压缩性骨折有关。

护理措施：①遵医嘱用药。②休息时应卧于加薄垫的木板上，仰卧时头不可过高，在腰下垫一薄枕，必要时可使用背架紧身衣等限制脊柱的活动度。③可给予洗热水浴按摩背部以促进肌肉放松。

（2）营养失调。

护理问题：营养失调——与钙的摄入不足、激素水平改变、不良饮食习惯等有关。

护理措施：①食物添加豆制品、奶及奶制品、鱼等含钙高食物，结合膳食营养补钙，必要时结合药物治疗，补维生素 D 为原则。②老人钙片、碳酸钙、乳酸钙、氯化钙等是老人补钙的重要护理药物。是骨质疏松症最为重要的补钙方法之一。③药物治疗要在医生的指导下服用，切不可擅自服用。老人应该定期去医院检查骨骼，以了解自身健康。常见食物含钙量见表5-54。

表5-54 常见食物含钙量

种类	钙（mg）	种类	钙（mg）	种类	钙（mg）	种类	钙（mg）
牛肉	7	黄鱼	43	牡蛎	118	牛乳	120
羊肉	11	带鱼	24	海蟹	384	炼乳	290
猪肉	6	鲤鱼	25	河蟹	129	乳酪	590
猪肝	11	鲫鱼	54	青虾	99	鸡蛋	55
牛肚	22	鳝鱼	38	人乳	34	鸡肉	11
黄豆	367	扁豆	116	红果	68	海带	1177
豌豆	84	胡萝卜	32	柑橘	56	紫菜	343
绿豆	80	黄豆芽	68	桃	8	西瓜子	237
红豆	76	黄瓜	19	梨	5	南瓜子	235
油菜	140	土豆	11	香蕉	9	松子仁	78
芹菜	160	西红柿	8	蘑菇	131	榛子仁	316
韭菜	48	苹果	11	木耳	357	核桃仁	108

（3）知识缺乏。

护理问题：知识缺乏——缺乏骨质疏松症的预防知识。

护理措施：介绍骨质疏松相关知识及注意事项，取得患者的积极配合，提高依从性。

（4）情境性自尊低下。

护理问题：情境性自尊低下——与椎体骨折引起的身长缩短或驼背有关。

护理措施：心理护理，角色适应。多与老年人倾心交谈，明确老年人忧虑的根源，指导老年人穿宽松的上衣掩盖形体的改变，也可以穿背部有条纹或者其他修饰的衣服改变人的视觉效果，强调老年人在资历、学识或人格方面的优势，使其认识到个人的力量，增强自信心，逐渐适应形象的改变。

（5）潜在并发症。

1）护理问题：潜在并发症——肺部感染，坠积性肺炎，与骨折后长期卧床有关。

护理措施：由于骨折后长期卧床，肺功能下降，出现咳喘无力而导致痰液坠积在肺底部致肺部感染，常会出现喘憋、缺氧、发绀、呼吸困难等。因此，要做好呼吸道的清洁工作，指导进行有效地呼吸和咳嗽训练，鼓励多做深呼吸，鼓励用吹气球的方法来预防坠积性肺炎的发生。

2）护理问题：潜在并发症——深静脉血栓，与骨折后长期卧床、肢体制动有关。

护理措施：因骨折后长期卧床，静脉回流缓慢，血液呈高凝状态，容易形成静脉血栓，卧床期间需要进行功能锻炼，掌握功能锻炼的方法及注意事项，包括体位指导、床上排便训练及下肢肌肉锻炼等，同时严密监测下肢皮肤温度、颜色、肿胀程度以及足背动脉搏动情况等，注意饮食清淡低脂高纤易消化饮食，避免增加血液黏稠度。

3）护理问题：潜在并发症——压疮，与骨折后长期卧床、局部长期受压有关。

护理措施：保持皮肤清洁干燥，尾椎骨等容易受压部位垫软垫，定时翻身、热敷、按摩以促进血液循环，防止局部长期受压形成压疮。

4）护理问题：潜在并发症——泌尿系统感染，与骨折后长期卧床有关。

护理措施：多喝水多排尿，注意卫生，勤换衣服，注意保暖，增强免疫力，注意饮食。

5）护理问题：潜在并发症——尿路结石，与补钙有关。

护理措施：补钙及治疗的同时多喝水，多排尿，预防尿路结石。

效果评价：饮食遵循建议，适宜运动，活动关节等，对骨质疏松有了一定的认识和了解，依从性较高，能按照建议执行，心理已接收骨质疏松带来的改变，积极面对，定期复查相关指标明显有改善。

3. 健康教育

（1）健康的生活方式：①不吸烟，不喝酒，不喝咖啡，不喝碳酸饮料。②坚持适宜运动。③合理的膳食架构：著名的内分泌专家孟迅吾教授指出"食补相比口服钙剂更易于吸收""最好的天然钙剂来源于食物"，所以应以钙吸收率高的食品来补充钙质。④每日至少15分钟的日照，以保证生成适量的维生素D。⑤尽量避免弯腰、负重等行为。

（2）注意环境安全：①防止跌倒和损伤，选择舒适防滑的平底鞋。②雨雪天和道路结冰天气，尽量减少外出，外出时穿防滑鞋。③浴室一定准备防滑拖鞋及防滑垫，沐浴完毕后及时擦干地面。④晨起午睡后起床，一定先坐起来坐1分钟缓一下，待清醒后再下床。⑤生活中动作尽量缓慢以保证安全。⑥尽量少参加危险活动，行动不方便者尽量有家人陪伴以保证安全。

（3）必要时就诊遵医嘱配合药物治疗。

4. 其他

规范治疗，定期随访。

（三）总结

骨质疏松不可怕，科学防治有方法；从小人人都重视，提前储钙有保障；科学饮食是前提，适宜运动相结合；VD钙剂来补充，膳食坚持效果最佳；如有疏松不可怕，遵医治疗是方法；预防骨折是关键，健康安全有保障。

第十节　脂肪肝的健康管理护理及护理查房

（一）概述

1. 概念

脂肪性肝病（fatty liver disease，FLD）是以肝细胞脂肪过度贮积和脂肪变性为特征的临床病理综合征。

肝脏是人体最大的消化器官，正常的肝脏含有少量的脂肪，为肝脏重量的3%～5%，如肝内脂肪分解、合成失衡或运出障碍，甘油三酯和脂肪酸等就会在肝实质细胞内过量积聚，当肝内脂肪总量超过5%，即为脂肪肝。

2.分类

（1）非酒精性脂肪性肝病，现更名为代谢相关性脂肪性肝病（metabolic associated fatty liver disease，MAFLD）。

（2）酒精性脂肪性肝病。

（3）特殊类型的脂肪性肝病。

（二）脂肪肝的健康管理护理工作流程及实施

慢性病管理（chronic disease management，CDM）是指组织慢病专业医师、药师及护理人员，为慢病患者提供全面、连续、主动的管理，以达到促进健康、延缓慢病进程、减少并发症、降低伤残率、延长寿命、提高生活质量并降低医药费的一种科学管理模式（见图5-5）。

（三）健康管理护理查房

1.病例汇报

王某，女性，30岁，职员，文化程度本科，于2021年3月11日体检，做单位已婚女性套餐，自费增加了腰椎MRI和脂肪肝健康管理，具体套餐见表5-55。

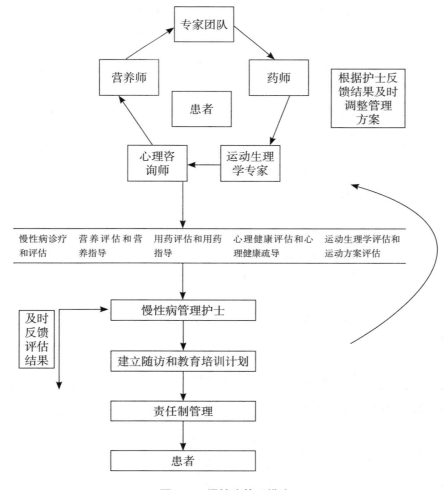

图5-5 慢性病管理模式

表 5-55　体检套餐

	申请项目	注意事项
一般检查及病史	一般检查	体重指数，血压，身高，体重，腰围
	病史及生活史	
内科	内科	
外科	外科（含肛检）	
眼科	眼科（含色觉）	请不要佩戴隐形眼镜
耳鼻喉科	耳鼻喉科	请勿口含物，请取下活动义齿
妇科	妇科检查	未婚、孕妇、经期女性禁做此检查
	人乳头状瘤病毒基因分析	
分子液基	液基细胞学检查	
心电图室	心电图	
彩超室	全腹彩超（女）	需空腹、涨小便
	乳腺彩超及腋下淋巴结	
放射科	MRI 腰椎	检查前，请取下一切金属物品
血常规	血细胞分析	空腹
	糖化血红蛋白	
生化	25- 羟维生素 D 测定	
	肝功	
	肾功	
	免疫球蛋白 M	
	AFP、CEA	
	高密度脂蛋白、低密度脂蛋白	
	总胆固醇、甘油三酯	
	类风湿因子（RF）	
	免疫球蛋白 G（IgG）	
	免疫球蛋白 M（IgM）	
	抗链球菌溶血素（ASO）	
	CA-125 、CA19-9、CA15-3	
	总免疫球蛋白 E（IgE）	
大便常规	大便常规组合＋隐血	
小便	尿常规、尿微量白蛋白 / 肌酐	
健康管理	脂肪肝健康管理（非药物管理为主）	

（1）一般检查结果见表 5-56。

表 5-56　一般检查结果

身高	170cm
体重	73kg

续表

体重指数 BMI	25.3kg/m²（超重）
腰围	87cm（＞85cm）腹型肥胖
臀围	101cm
颈围	35cm
血压	117/69mmHg
心率	82 次/分
脉搏	80 次/分
既往史	无
现病史	无
家族史	父母脂肪肝、肥胖
饮食习惯	偏甜、辛辣
吸烟史	无
饮酒史	无
小结	1. 体重指数超重
	2. 腰围 87cm（＞85cm，腹型肥胖）
	3. 腰臀比 0.86（增高）

（2）内科查体结果：腹壁饱满。

（3）彩超检查结果见图 5-6。

彩色多普勒超声检查报告单

姓名：⬛⬛⬛　　性别：女　　年龄：29岁　　超声号：2103110164

体检号：218500　　申请科室：体检中心　　设备类型：Resona7T

检查部位：肝脏、胆囊、胆管、胰腺、脾脏、双肾、输尿管、膀胱

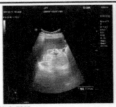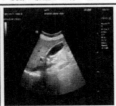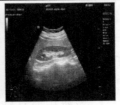

超声所见：
肝脏：形态饱满，包膜完整光滑，实质回声细密增强，肝静脉走行正常，门静脉不扩张。CDFI提示肝内无异常血流分布。
胆囊：大小正常，壁不厚，囊内液清，未见确切异常回声征象。
胆管：肝内外胆管未见明显扩张。
胰腺：形态大小未见异常，胰腺实质回声均匀，主胰管不扩张。
脾脏：形态大小未见异常，包膜完整，脾切迹清晰可见，实质回声均质，脾静脉不扩张，脾门区探及大小约1.1cm类脾样实质回声结节，边界清楚，形态规则，内未见明显血流信号。
肾脏：双肾形态大小正常，实质回声均匀，皮髓质分界清楚，集合系统不分离，未见确切强回声团，CDFI提示双肾血流灌注可。
输尿管：双侧输尿管未见明显扩张。
膀胱：充盈尚可，内未见明显异常团块回声。

超声提示：
脂肪肝；
副脾；
胆囊、胆管、胰腺、脾脏、双肾、输尿管、膀胱明显异常。

图 5-6　彩超检查结果

（4）实验室相关结果见表 5-57。肝功、肾功、血脂目前在正常范围内。

表 5-57　实验室相关结果

缩写	项目名称	结果	提示	单位	参考范围
TP	总蛋白	80.7		g/L	65.0～85.0
ALB	白蛋白	46.8		g/L	40.0～55.0
GLB	球蛋白	33.9		g/L	20.0～40.0
A/G	白球比	1.38			1.2～2.4
AST	天冬氨酸氨基转移酶	16		U/L	15～40
AST/ALT	谷草/谷丙	1.0			
GGT	γ-谷氨酰基转肽酶	18		U/L	10～60
D-BIL	直接胆红素	6.5		μmol/L	0～8.0
I-BIL	间接胆红素	13.7		μmol/L	0.0～20.0
UREA	尿素	5.76		mmol/L	2.90～8.20
Cys-C	胱抑素-C	0.87		mg/L	0.59～1.15
GLU	葡萄糖	4.76		mmol/L	3.90～6.11
Ca	钙	2.43		mmol/L	2.10～2.90
TC	总胆固醇	4.01		mmol/L	3.9～5.20
TG	甘油三酯	1.33		mmol/L	0.60～1.70
LDL-C	低密度脂蛋白胆固醇	2.19		mmol/L	1.00～3.30
HDL-C	高密度脂蛋白胆固醇	1.21		mmol/L	1.03～1.55

（5）体检主要诊断。

1）脂肪肝。

2）腹型肥胖。

指标异常：25-羟维生素 D 缺乏；扁桃体Ⅱ度肿大。

（6）主要治疗措施。

1）针对脂肪肝的治疗原则。

①减少脂肪变性和肝损伤。②改善 MAFLD 相关的代谢异常及心血管风险。③生活方式干预（饮食、减重、结构性运动干预）。④肝移植（进展至终末期肝病）。

2）针对腹型肥胖的治疗原则。

①关注血压、血糖、血脂的变化。②日常注意控制饮食总量及食品种类，适当运动。

2. 护理干预

（1）护理评估。见表 5-58。

表 5-58　护理评估

一般护理评估				专科护理评估		心理社会支持评估
文化程度	营养状况	生活方式及运动情况	家属对疾病的认知情况	评估患者有无其他合并症，如糖尿病、高血压、高血脂、超重等	评估患者有无皮肤巩膜黄染，腰腹围增大等慢性肝病相关体征	评估患者及其家属的心理状态、家庭及社会支持情况、患者及其家属对该疾病相关知识的了解程度等
本科	良好	生活方式：经常熬夜　运动：偶尔	比较了解	超重，腹型肥胖	腰围腹围增大	受检者心理状态比较焦虑，家属对患者疾病较了解，支持受检者积极减重回到健康状态

（2）护理问题—护理目标—护理措施—护理评价。

1）营养失调。

护理问题：营养失调，高于机体需要量，与能量摄入、消耗失衡等因素有关。

护理目标：受检者能恢复并保持正常体重。

护理措施：①制订全周期健康管理指导方案见表 5-59。

A. 体重监测：经常测量体重。早晨起床，空腹大小便后用体重秤或体脂秤测量体重，录入重要指标、腰围，评估受检者体重变化。

B. 饮食护理：膳食平衡，控制总热量，适量脂肪和碳水化合物（见图 5-7）。

限制精加工食品以及一些含糖饮料的摄入。

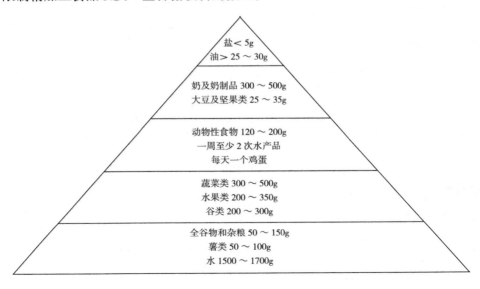

图 5-7　饮食合理搭配

C.合并超重/肥胖的脂肪性肝病患者应控制膳食热量的总量，建议每日减少2090～4180kJ（500～1000kcal）能量饮食，采用低能量的平衡饮食，也可采用限能量代餐或间歇性断食疗法，旨在半年内体质量下降5%～10%。

D.建议MAFLD患者膳食定量，宜采用低糖低脂的平衡膳食，不用或减少含糖饮料，减少饱和脂肪（动物脂肪和棕榈油）和反式脂肪（油炸食品），增加膳食纤维（豆类、全谷物类、蔬菜和水果等）含量。

E.每日饮水不低于1500mL白开水或矿泉水。

表5-59　健康管理指导方案

类别	推荐饮食	不建议饮食
推荐肉类	鸡蛋、脱脂牛奶、瘦牛肉、鱼虾类、去皮鸡鸭肉、鸡胸肉、兔肉、驴肉	动物表皮、猪肉、内脏、骨髓
推荐蔬菜类（应季）	黄瓜、菠菜、大小白菜、生菜、芹菜、西蓝花、西红柿、洋葱、青椒、黄瓜、菠菜、莴笋、木耳、海藻类	大米、面条（含其制品），粉条类、米线、薯片、蛋糕、面包
推荐水果类（应季）	苹果、草莓、柚子、番茄、桃子、车厘子、白心火龙果、西梅、杨梅	西瓜、柠檬、橙子类、葡萄、榴莲、芒果、香蕉、荔枝、龙眼、菠萝蜜
保健品类	善存多维片或21金维他、钙片、B族维生素片	停掉其他所有保健品
茶、饮料类	白开水、矿泉水、纯净水、无糖苏打水、红茶、普洱、菊花茶	绿茶类、碳酸饮料、含糖咖啡、含有维生素的饮料
其他推荐类	全麦片、橄榄油、茶油、碳酸氢钠片、薄盐生抽	猪油、黄油、牛油

注：①按照推荐食材，每天食物互换，蔬菜多样化搭配。②肉类烹饪以蒸、煮、凉拌、炖（不喝汤）最佳，蔬菜少油快炒，少油、少盐、无糖。③可用蘸水，不放油，可适量使用薄盐生抽、小米椒、干辣椒面、醋等调味料。

②根据该客户的年龄，身体指标，不良饮食习惯等，制订饮食计划，见表5-60。

表5-60　饮食计划

全日总能量（建议每日食物种类＞12种，每周食物种类＞25种）			全日总能量1950kcal（中等体力活动）每日饮水量1500～1700mL警惕"隐形盐"		
碳水化合物	蛋白质	脂肪	早餐526kcal	午餐783kcal	晚餐641kcal
50%～65%	10%～15%	20%～30%	薯类200g；鸡蛋1个；脱脂纯牛奶1盒（250mL）；蔬菜200g；大豆25g	杂粮饭1碗；畜禽肉类50g；蔬菜200g	杂粮饭1碗；水产品类75g；蔬菜200g

③常见有氧运动能量消耗见表5-61。

表 5-61 能量消耗

运动方式	走路	跑步	自行车	游泳	跳绳	呼啦圈
每小时能量消耗 cal	550	600	500	800	880	300

1kcal=1000cal=4184J=4.184kJ。

根据该受检者年龄和身体指标，除日常生活活动外，制订中等强度运动，具体运动见表 5-62。

表 5-62 运动方案

姓名：	王某	性别：	女	年龄：	30	体检号：	×××
身高：	170cm	体重：	73kg	BMI：	25.3kg/m²	腰臀比：	0.86

主要问题：脂肪肝

活动类型：日常工作

运动需求：改善脂肪肝

热身阶段：运动前进行 5～10 分钟的低强度有氧运动，充分热身，防止运动损伤

运动频率及时间：有氧训练（3～5 次 / 周，30～50 分 / 次）

运动方式：划船机、游泳、慢跑

运动频率：143～151 次 / 分

运动强度：45%～65%，有疲劳感

TIPS：出现不适症状，停止运动并休息；疲劳感应在运动完 30 分钟内恢复

力量训练：举哑铃、俯卧撑、弹力带（1～2 次 / 周，20～30 分 / 次）

④体重监测：经常测量体重。早晨起床，空腹大小便后用体重秤或体脂秤测量体重，记录重要指标、腰围，评估受检者体重变化，随访表见表 5-63。

表 5-63 随访表

初诊时间 / 随访时间	患者王某	身高（cm）	体重（kg）	腰围（cm）	血压（mmHg）	肝功	肾功	血脂	血糖	糖化血红蛋白	腹部超声 / 腹部 CT
2021.3.11		170	73	87	117/69	（-）	（-）	（-）	（-）	（-）	脂肪肝

⑤自我管理表见表 5-64。

表 5-64 自我管理表

姓名：		性别：		年龄：		身高：		身份证：		电话：	诊断：
日期	体重（kg）	早餐	午餐	晚餐	饮酒量（mL/d）	运动情况（次 / 周、分 / 次）	服药情况（具体药物及剂量）	睡眠质量	其他		

效果评价：A. 受检者能坚持监测体重、腰围的变化，体重缓慢下降至正常水平并保持。B. 受检者能改变不良的饮食习惯，掌握健康饮食的方法。C. 受检者能合理运动，掌握运动的正确方法并长期坚持下去。

2）形象改变。

护理问题：形象改变——与疾病引起身体外形改变等因素有关。

护理目标：受检者能建立有效的调试机制和良好的人际关系；身体外形改变逐渐恢复至正常。

护理措施：A. 提供心理支持。B. 评估受检者对其身体变化的感觉及认知，多与受检者交流和沟通，鼓励其表达感受。C. 讲解疾病有关知识，给受检者提供有关疾病的资料和患有相同疾病并已经治疗成功的案例，帮助其树立自信心。D. 必要时安排心理医生给予心理疏导。

效果评价：受检者能接受身体外形改变的事实，积极配合治疗。

3）知识缺乏。

护理问题：知识缺乏——与体检环境陌生，对体检流程不了解有关。

护理目标：让受检者熟悉环境，消除陌生感，正确认识疾病，了解相关疾病知识介绍。

护理措施：A. 热情主动接待受检者，介绍体检环境，消除其陌生感。B. 介绍受检者各项检查的意义，主动讲解疾病相关知识，让受检者了解疾病相关知识，能正确认识疾病。

效果评价：受检者能适应陌生环境，了解疾病的相关知识，能正确认识相关疾病。

4）潜在并发症。

护理问题：潜在并发症——肝功受损。

护理目标：监测肝脏功能，防止肝功受损。

护理措施：

A. 健康档案的建立及健康教育。

建立患者个人健康档案见表5-65（基本信息、初诊时间、身高、体重、腰围等）。

表5-65　个人健康档案表

初诊时间/随访时间	姓名王某	身高（cm）	体重（kg）	腰围（cm）	血压（mmHg）	肝功	肾功	血脂	血糖	糖化血红蛋白	腹部超声/腹部CT
2021.3.11		170	73	87	117/69	（-）	（-）	（-）	（-）	（-）	脂肪肝

B. 及时提醒受检者复查的项目、复查时间以及注意事项。

给受检者开具针对脂肪肝疾病的检查项目，见表5-66。

表 5-66 脂肪肝疾病相关检查项目

申请项目		注意事项
一般检查及病史	一般检查	体重指数、血压、身高、体重、腰围
	病史及生活史	
内科	内科	
外科	外科（含肛检）	
眼科	眼科（含色觉）	请不要佩戴隐形眼镜
耳鼻喉科	耳鼻喉科	请勿口含物，请取下活动义齿
妇科	妇科检查	未婚、孕妇、经期女性禁做此检查
分子液基	液基细胞学检查	
心电图室	心电图	
彩超室	全腹彩超（女）	需空腹、涨小便
	乳腺彩超及腋下淋巴结	
	甲状腺及其周围淋巴结	
肝纤维化检测室	超声诊断仪肝纤维化无创诊断	需空腹，需测量一般检查
人体成分分析室	人体成分分析	
内脏脂肪测定室	内脏脂肪检测	
放射科	CT 胸部平扫	检查前，请取下一切金属物品
血常规	血细胞分析	空腹
	糖化血红蛋白	
生化	肝功	
	肾功	
	血脂	
	AFP、CEA	
	CA-125	
	CA19-9	
	CA15-3	
大便常规	大便常规组合 + 隐血	
小便	尿常规、尿微量白蛋白 / 肌酐	

效果评价：受检者每 3 个月监测一次肝功、肾功、血脂，并根据变化及时做出调整；受检者及家属认识到疾病的危害及防治措施；受检者能进行自我管理及自我监督。

3. 护理干预后效果评价

（1）肝功、肾功、血脂主要指标监测，未见明显异常，见表5-67。

表 5-67 肝功、肾功、血脂主要指标监测

2021.03.11	半年后	一年后
天冬氨酸氨基转移酶：16U/L	18U/L	18U/L
γ–谷氨酰氨基转移酶：16U/L	21U/L	20U/L
总胆红素：20.2μmol/L	20.8μmol/L	19.2μmol/L
白蛋白：46.8g/L	47.3g/L	46.9g/L
肌酐：72.9μmol/L	74.1μmol/L	72.3μmol/L
尿素：5.76mmol/L	5.91mmol/L	4.87mmol/L
总胆固醇：4.01mmol/L	3.95mmol/L	3.81mmol/L ↓
甘油三酯：1.33mmol/L	1.31mmol/L	1.25mmol/L

（2）彩超对比见图5-8。

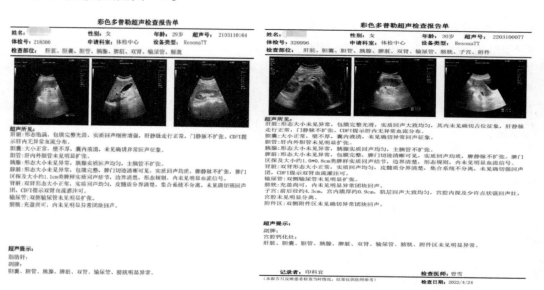

图 5-8 彩超结果

彩超结果由脂肪肝变成正常。

（3）一般检查对比见表5-68。

表 5-68 一般检查对比

一般检查对比	2021.03.11	半年后	一年后
身高	170cm	170cm	170cm
体重	73kg	68kg	64kg

续表

一般检查对比	2021.03.11	半年后	一年后
体重指数 BMI	25.3kg/m² （超重）	23.5 kg/m²	22.4 kg/m²
腰围	87cm（＞85cm）腹型肥胖	80cm	72cm
臀围	101cm	88cm	97cm
颈围	35cm	34cm	33cm
血压	117/69mmHg	110/68 mmHg	111/67mmHg
心率	82 次 / 分	85 次 / 分	80 次 / 分
脉搏	80 次 / 分	78 次 / 分	73 次 / 分
既往史	无	无	无
现病史	无	无	无
家族史	父母脂肪肝、肥胖	父母脂肪肝、肥胖	父母脂肪肝、肥胖
饮食习惯	偏甜、辛辣	偏甜、辛辣	偏甜、辛辣
吸烟史	无	无	无
饮酒史	无	无	无
小结	体重指数超重（24.9kg/m²） 腰围 87cm（＞85cm，腹型肥胖） 腰臀比 0.86（增高）	未见明显异常	未见明显异常

一般检查结果，由原来的 BMI 超重、腰围腹型肥胖、腰臀比增高变为正常。

（4）内科对比见表 5-69。

表 5-69　内科对比

项目	2021.03.11	半年后	一年后
心率	82 次 / 分	80 次 / 分	84 次 / 分
心率结论	正常	正常	正常
腹壁	饱满	未见明显异常	未见明显异常
发育	良好	良好	良好
营养状况	营养良好	营养良好	营养良好
体型	均匀	均匀	均匀
面容	正常面容	正常面容	正常面容
胸廓	未见异常	未见异常	未见异常
肺部	未见明显异常	未见明显异常	未见明显异常
心律	齐	齐	齐
心界	正常	正常	正常
心音	正常	正常	正常

项目	2021.03.11	半年后	一年后
心脏杂音	未闻及病理性杂音	未闻及病理性杂音	未闻及病理性杂音
腹部压痛	无压痛	无压痛	无压痛
肝脏	未扪及	未扪及	未扪及
胆囊	未扪及	未扪及	未扪及
脾脏	未扪及	未扪及	未扪及
肾脏	双侧肾区无叩痛	双侧肾区无叩痛	双侧肾区无叩痛
肠鸣音	未见明显异常	未见明显异常	未见明显异常
四肢	未见明显异常	未见明显异常	未见明显异常
小结	腹壁饱满	未见明显异常	未见明显异常

内科结果由原来的腹壁饱满变为未见明显异常。

（5）人体成分结果对比见表 5-70。

表 5-70　人体成分结果对比

一月后人体成分结果	半年后	一年后
体重：73kg（超标准）	体重：68 kg（超标准）↓	体重：64 kg（超标准）↓
骨骼肌：22.9 kg（低标准）	骨骼肌：24.0 kg（低标准）↑	骨骼肌：26 kg（标准）↑
身体质量指数：24.9kg/m²（超标准）	身体质量指数：23.5kg/m²（标准）↓	身体质量指数：22.4kg/m²（标准）↓
体脂百分比：42.0%（超标准）	体脂百分比：38.2%（超标准）↓	体脂百分比：28.0%（标准）↓

人体成分的骨骼肌、体脂百分比逐渐降低并恢复到了正常水平。

（6）内脏脂肪结果对比见表 5-71。

表 5-71　内脏脂肪结果对比

一月后内脏脂肪结果	半年后	一年后
内脏脂肪面积 90cm²	84cm² ↓	78 cm² ↓
腹部皮下脂肪面积 134cm²	120cm² ↓	109 cm² ↓

内脏脂肪面积逐渐下降。

第十一节　高血压的健康管理护理及护理查房

（一）概述

1. 概念

目前我国将高血压定义为以体循环动脉收缩压和 / 或舒张压增高为主要特征的疾病

（收缩压≥140mmHg和/或舒张压≥90mmHg）。高血压是最常见的慢性病之一，也是心脑血管病最主要的危险因素，可伴有心、脑、肾等器官的功能或器质性损害的临床综合征。

2. 分类和分级

（1）分类：原发性高血压和继发性高血压。

（2）分级：参考2010版中国高血压防治指南（见表5-72）。

表5-72　2010版中国高血压防治指南

分类	收缩压（mmHg）	舒张压（mmHg）
正常血压	＜120	＜80
正常高值	120～139	80～89
高血压	≥140	≥90
1级高血压（轻度）	140～159	90～99
2级高血压（中度）	160～179	100～109
3级高血压（重度）	≥180	≥110
单纯收缩期高血压	≥140	＜90

3. 高血压受检者心血管风险分层标准（见表5-73）

表5-73　高血压受检者心血管风险分层标准

危险因素和病史	血压水平（mmHg）		
	1级	2级	3级
无其他危险因素	低危	中危	高危
1～2个危险因素	中危	中危	极高危
≥3个危险因素或靶器官损害者	高危	高危	极高危
临床并发症或合并糖尿病	极高危	极高危	极高危

（二）健康管理护理工作流程及实施

健康管理中心应开展以健康体检为基础的血压异常健康管理，从检前、检中、检后3个环节入手，做好血压异常筛查、评估、干预工作。

1. 检前——采集健康危险因素

健康管理护士应协助医师完成信息收集及详细病史询问，包括：

（1）询问年龄、性别、职业、文化程度、大小便情况。评估受检者的生活方式和饮食习惯，如每日脂肪、蛋白质、碳水化合物及酒精的摄入量。

（2）采集病史，评估现病史和既往史，既往有无高血压、糖尿病、冠心病、脑卒中、血脂异常、肾病等家族史等；既往诊疗经过，首次诊断高血压的时间，诊治后血压的动态数据。

（3）评估受检者的生命体征及血压波动范围、血压分级和是否有相关并发症。观察受检者的体型、面容，记录身高、体重、腰围、腹围、血压、心率、脉搏等。询问是否有头昏、头痛、眩晕等症状。

（4）询问有无吸烟史，饮酒史，体育锻炼方式、频次、运动时间、强度等。

（5）评估心理状态，询问工作状态、家庭及社会支持情况，有无紧张、焦虑、情绪不稳定、睡眠等情况。

（6）评估受检者对疾病的认知程度，询问药物服用情况，用药史及依从性，包括降压药及其他药物。

2. 检前——设计个性化体检菜单

根据受检者的健康危险因素，参照《健康体检基本项目专家共识》，为受检者制定个性化的体检菜单。血压异常受检者健康体检菜单建议包括以下内容。

① 体检套餐必选项目见表 5-74。

表 5-74　体检套餐必选项目

一级目录	二级目录	主要检查内容
体格检查	一般检查 物理检查	健康史、躯体症状、生活习惯、精神压力、睡眠健康、健康素养等
		身高、体重、腰围、臀围、血压、脉搏
		内科：心、肝、脾、肺、肾
		外科：浅表淋巴结、甲状腺、乳腺、脊柱四肢关节、肛门、外生殖器（男性）
		眼科检查：视力、辨色力、内眼、外眼、眼压
		耳鼻咽喉科：外耳道、鼓膜、听力、鼻腔、鼻窦、咽喉
		口腔科：口腔黏膜、牙齿、牙龈、颞颌关节、腮腺
实验室检查	常规检查	血常规：白细胞计数（WBC）、红细胞计数（RBC）、血红蛋白（Hb）、血小板计数
		尿液分析：尿蛋白（PRb）、尿潜血（BLD）、尿红细胞、尿白细胞、尿比重、亚硝酸盐，便常规＋潜血
	生化检查	肝功能：谷草转氨酶、谷丙转氨酶、总胆红素
		肾功能：血尿素氮、血肌酐
		血脂：总胆固醇、三酰甘油、低密度脂蛋白胆固醇、高密度脂蛋白胆固醇
		血糖：空腹血糖，血尿酸等
辅助检查	心电图检查 X 线检查 超声检查	心率及心电图异常结论
		胸部 X 线片：肺部、心脏、胸廓、纵隔、膈肌
		腹部超声：肝、胆、胰、脾、肾、输尿管、膀胱 男：前列腺；女：子宫附件

② 体检套餐备选项目见表 5–75。

表 5–75　体检套餐备选项目

项目分类	项目名称	目的意义
一般检查	血压监测	
实验室检查	甘油三酯、低密度脂蛋白胆固醇、高密度脂蛋白胆固醇、总胆固醇 载脂蛋白 A1（Apo A1）、载脂蛋白 B（Apo B）、脂蛋白（a）［Lp（a）］	辅助评估心血管疾病风险，对于诊断动脉硬化、冠状动脉粥样硬化等有临床意义，高密度脂蛋白水平低下是冠心病的危险因素
	同型半胱氨酸	协助判断动脉粥样硬化性疾病、复发性静脉补血栓疾病的风险
	糖化血红蛋白	评估近 3 个月机体血糖平均水平
	心肌损伤酶谱	是心肌、骨骼肌等受损伤的灵敏指标，有助于诊断心肌病、急性心肌梗死、病毒性心肌炎、炎性肌病等疾病
	醛固酮（ALD）立位、肾素活性立位	筛查高血压原因，特别是早发高血压（小于 40 岁）、持续性高血压、难治性高血压、伴低血钾或肾上腺疾病的高血压原因
	尿微量白蛋白或白蛋白 / 肌酐比	反映肾损伤的早期敏感指标
专项检查	眼底检查	检查眼底视盘颜色、大小、边界形状，视网膜血管状况有无动脉硬化，黄斑部及中心凹光反射情况，视网膜有无出血渗出脱失等病变表现，诊断眼病（玻璃体、视网膜、脉络膜、视神经等病变）及发现一些全身性疾病（如高血压、肾病、糖尿病、中枢神经系统疾病等）的眼部异常
	脉搏波传导速度（PWV）和踝臂指数（ABI）检查	通过对人体主要动脉血管的功能进行早期检测，能够快速、准确和早期发现人体四肢大动脉弹性和僵硬度状况
	血管内皮功能检查	可以作为一种早期反映血管及心脏疾病的诊断手段，对于心血管疾病的早期发现、治疗评估、病情预后的判断方面具有重要意义
	经颅多普勒（TCD）	了解颅内供血、供氧情况，可早期诊断脑动脉硬化、脑血管痉挛和闭塞等
	动态血压检查	记录 24 小时血压变化，可用于早期高血压病的诊断，协助鉴别原发性、继发性和复杂高血压，指导合理用药，更好地预防心脑血管并发症的发生

项目分类	项目名称	目的意义
专项检查	动态心电图检查	观察 24 小时心电图中心率和心律的动态变化，了解有无心律失常、心肌缺血及心脏传导阻滞等
	运动心电图检查	辅助临床对心肌缺血作出诊断，是目前诊断冠心病常用的一种辅助手段
影像检查	心脏超声	能动态显示心腔内结构、心脏的搏动和血液流动的一项检查，是诊断心脏疾病特别是先天性心脏病的有效方法
	颈动脉超声	了解血管内中膜是否增厚、有无斑块、是否有血管狭窄及狭窄程度、有无闭塞等详细情况，并能进行准确的测量及定位，特别是可检测早期动脉粥样硬化病变的存在，确诊中重度颈动脉狭窄和闭塞，对预防缺血性脑卒中有重要意义
	核素心肌灌注显像（MPI）（专项备选项目）	MPI 检查可以有效检测心肌供血状况，进而判断是否存在冠心病及心肌缺血
	计算机断层扫描检测冠状动脉钙化（CAC）（专项备选项目）	冠状动脉钙化是冠状动脉粥样硬化发展至一定阶段的产物，是冠状动脉粥样硬化存在的标志，是目前定量检测冠状动脉钙化的无创影像方法
	冠脉 CTA（专项备选项目）	冠脉 CTA 也可称为冠状动脉 CT 扫描，是诊断冠心病的检查方法，指通过静脉注射造影剂后行 CT 扫描，观察冠状动脉是否通畅、有无狭窄，以及狭窄的部位和范围
	头颅 CT 血管造影（CTA）	对脑卒中高危人群进一步检查，是将 CT 增强技术与薄层、大范围、快速扫描技术相结合，通过合理的后处理，清晰显示全身各部位血管细节。具有无创和操作简便的特点，对于血管变异、血管疾病以及显示病变和血管关系有重要价值
	头颅磁共振血管造影（MRA）	可用于颅内脑实质病变或脑血管病变的诊断，如诊断头部肿瘤、脑出血、脑梗死、脑血管性疾病等

3. 检中——完成体检项目，做好高血压评估质量控制

检中完成体检项目，出具分科体检报告。针对高血压健康管理，应注意按规范做好血压异常相关的检查，保证检查结果的准确性。在测量血压时需注意以下要点：

（1）选择符合计量标准的水银血压计，或者经过验证（BHS 和 AAMI、ESH）的电子血压计。

（2）使用大小合适的气囊袖带，气囊至少应包裹80%的上臂。

（3）测血压前，受试者应至少坐位安静休息5分钟，30分钟内禁止吸烟或饮用咖啡，排空膀胱。

（4）受试者取坐位，最好坐靠背椅，裸露上臂，上臂与心脏处在同一水平，身体保持不动，不说话。

（5）在未使用降压药的情况下，非同日3次测量血压，避免情绪激动、体力活动时测量。

（6）辅助检查信息包括血脂、空腹血糖、血常规、尿常规、心电图、超声心动图、眼底检查、肝功能、肾功能等。

4. 检后——疾病风险评估

根据体检结果，对受检者进行疾病风险评估，出具体检报告，明确是否存在高血压、高血压程度以及高血压相关并发症及合并症等。影响高血压风险分层的因素见表5-76。

表5-76 影响高血压风险分层的因素

心血管危险因素	靶器官受损	伴发临床疾病
高血压（1～3级）	左心室肥厚	脑血管病
男性＞55岁；女性＞65岁	颈动脉内中膜增厚或动脉粥样斑块	心脏疾病
吸烟或被动吸烟	颈－股动脉脉搏波速度≥12m/s	肾脏疾病
糖耐量受损	踝/臂血压指数＜0.9	外周血管疾病
血脂异常	肾功能受损	视网膜病变
早发心血管病家族史		糖尿病
腹型肥胖		
高同型半胱氨酸症		

5. 检后——制订血压异常健康管理目标（表5-77）

血压异常的干预治疗目标应结合实际情况个性化制订，在制订健康管理方案的过程中，应与客户进行有效沟通，尊重客户的价值观，保护客户的隐私，充分了解客户健康诉求、生活工作条件、医疗及经济资源等，以获得客户对方案的深刻理解和全力支持，提升客户对健康管理方案的执行力。

表5-77 不同类型高血压危险人群健康管理目标

类型	管理目标
没有合并症的单纯原发性高血压患者（年龄＜65岁）	单纯原发性高血压，没有合并糖尿病、冠心病、脑卒中、肾脏功能不全，年龄＜80岁，建议血压控制在低于140/90mmHg，最好达到120/80mmHg以下
有合并症的原发性高血压患者	高血压患者如果同时还有糖尿病或肾脏功能不全，血压应控制在130/80mmHg以下。对老年人或同时合并严重冠心病、卒中患者，血压控制在140/90mmHg以下即可

类型	管理目标
单纯收缩期高血压患者	单纯收缩期高血压指的是收缩压高于140mmHg，而舒张压低于90mmHg。一般多见于老年患者，年轻人很少出现此类型高血压。与大动脉弹性降低、动脉硬化有关。这一类型的高血压，主张将血压控制到140/90mmHg以下。对于舒张压已经过低（低于60mmHg）而收缩压高于150mmHg的患者，仍需要使用降压药物治疗，至少将血压控制在150/90mmHg以下，舒张压不低于50mmHg
单纯舒张期高血压患者	单纯舒张性高血压，是指收缩压＜140mmHg，舒张压＞90mmHg的患者。控制目标是舒张压＜90mmHg。
老年高血压患者（年龄＞65岁）	对这一类型的高血压患者，血压应控制在150/90mmHg以下，如能耐受可降至140/90mmHg以下。对于年龄在80岁以上的老年患者，血压控制在150/90mmHg以下即可

6. 检后——确定高血压健康管理干预措施

检后高血压非药物干预如下：

（1）干预原则：应该遵循健康管理的一般程序，在收集健康信息、建立健康档案、进行健康风险评估的基础上，开展生活方式管理。

（2）干预内容：减少钠盐摄入、控制体重、不吸烟、限制烟酒、体育运动、减轻精神压力、保持心理平衡、血压监测等。重点包括：

1）提倡健康饮食：在做到平衡膳食的基础上，要特别强调限制钠摄入量，增加蔬菜水果和膳食纤维的摄入量，减少膳食脂肪尤其是饱和脂肪的摄入量。食盐中致血压升高的成分主要是钠，减少食盐摄入量有明显的降压作用，但这种作用有个体差异，在某些个体中，减少食盐摄入量获得的降压效果不明显，这一点应向高血压患者言明。世界卫生组织（WHO）和我国相关部门均建议每人每天的钠盐摄入量为6g以下，高血压患者应尽量达到6g以下的限制标准，在保证人体日常基本钠离子需要的基础上越低越好。①减少钠盐摄入的主要措施：健康成年人一天食盐（包括酱油和其他食物中的食盐量）摄入量不超过6g。②纠正过咸口味，可以使用醋、柠檬汁、香料、姜等调味品，提高菜肴鲜味。减少味精、酱油等含钠盐的调味品的用量。③采取总量控制，使用限盐勺，按量放入菜肴。④使用低钠盐、低钠酱油或限盐酱油，少放味精。⑤少吃酱菜、腌制食品及其他过咸食品。⑥少吃零食，学会看食品标签，拒绝高盐食品。⑦肾功能良好者使用含钾的烹调用盐。

2）增加身体活动：高血压患者的有氧运动宜每周进行5～7天，从每次10分钟逐渐达到30分钟，以中低强度运动为主（感觉有体力付出或微微出汗，运动后10分钟内呼吸心率恢复平稳）。具体运动类型以大肌肉群参与的运动、动作较为舒缓的为主，如气功、太极拳、医疗体操、步行、健身跑、有氧舞蹈、游泳、娱乐性球类运动、郊游、钓鱼等。抗阻运动每周2～3天，强度中低水平，避免用力憋气。柔韧练习、平衡练习等功能锻炼宜每周2～3次。另外，还需注意日常生活少静多动，减少久坐不动时间。

运动量要逐渐增加，运动强度应从轻度开始，逐渐加大，运动时间也应逐渐延长，安静时血压未能很好控制或超过 180/110mmHg 的患者，暂时禁止中度及以上的运动。

3）体重管理：超重和肥胖是已经确认的高血压重要的危险因素，肥胖通过增加全身血管床面积和心脏负担，引起胰岛素抵抗而起高血压，尤其是腹型肥胖。减少体重还可以增强降压药的降压作用。高血压患者应将体重控制在正常范围（$18.5kg/m^2 \leqslant BMI < 24kg/m^2$），腰围男性应控制在 90cm 之内，女性应控制在 85cm 之内。如果高血压患者体重超出正常范围，应积极管理体重。

4）戒烟、限制饮酒和戒酒：饮酒与血压的关系比较复杂，尽管有研究表明，非常少量饮酒（男性每天酒精摄入量不超过 25g，女性不超过 15g）可减少心脑血管疾病发病的危险，但是饮酒和血压的水平及高血压患病之间却呈线性关系，大量饮酒可诱发心脑血管事件的发生。当饮酒量超过 40mL/d（或 30g/d）时，饮酒会导致血压升高。不仅如此，大量饮酒会减弱降压药物的降压作用，因此不提倡以少量饮酒预防冠心病，提倡血压正常者和偏高者，最好不饮酒或少饮酒，高血压患者更应该节制饮酒，一般建议男性将饮酒量控制在酒精 30mL/d，大约相当于酒精 25g，啤酒 1 瓶（约 600mL）或 50° 的白酒 1 两。女性不超过 15g，孕妇不饮酒。节假日或亲友聚会等无法回避饮酒的场合则饮葡萄酒等低度酒为宜。但是，如果已患有心血管病则一定要戒酒。习惯性大量饮酒者，在节制饮酒后大约 2 周可看到明显的降压效果。

5）健康教育：通过健康教育提高人群的高血压预防意识，例如，告知和提倡 35 岁以上成人每年至少测量一次血压；提高高血压患者自我管理血压的技能和水平，积极改变不良的生活方式。

6）保持良好的心理状态：人的心理状态和情绪与血压水平密切相关，工作、生活、学习中导致的长期紧张、焦虑、烦恼等不良情绪，以及生活的无规律，会导致血压的过分波动，容易引发高血压；高血压患者若情绪长期不稳定，也会影响抗高血压药物的治疗效果，严重者可引发脑卒中或心肌梗死等并发症。因此，稳定情绪和保持平和的心态，避免不必要的精神紧张和情绪激动，尽量降低社会环境不良因素造成的恶性刺激，对于高血压的预防和遏制其发展具有非常重要的意义。

7. 检后——执行高血压健康管理方案

由健康管理师在专家的指导下负责安排，并对健康管理方案进行分解，绘制、执行安排表（见表 5-78），其内容应包括如下信息：执行内容、执行时间、执行人、执行方式、执行评价、存在问题及其分析等。

表 5-78　健康管理计划执行记录

计划内容	执行时间	执行人	执行方式	执行评价	存在问题及其分析
内容 1	××年××月××日	×××	×××	优	×××
内容 2	××年××月××日	×××	×××	良	×××
内容 3	××年××月××日	×××	×××	差	×××
……	……	……	……	……	……

（1）执行内容的制订：参照前述饮食、营养、运动、戒烟、心理、药物等干预措施，结合客户的实际情况，个性化制订。

（2）执行方式：通常包含健康教育、电话随访、上门随访、门诊就诊、住院治疗、MDT 会诊等形式。

（3）执行情况评价标准。

①优：按计划及时完成全部计划内容，≥ 95% 的计划内容取得预期效果。②良：完成 80% 的计划内容，但有 ≥ 20% 的计划内容未取得预期效果。③一般：完成超过 70% 计划内容，和（或）≥ 30% 的计划未取得预期效果。④差：完成计划 ≤ 50% 的计划内容，和（或）40% 的计划未取得预期效果。

（4）实施健康管理计划的注意事项：告知客户健康管理计划的内容和要求，全面理解健康管理计划，并获得客户认可；建立与客户的沟通机制，提供及时的咨询服务；妥善保存客户健康信息，确保客户个人隐私权不受侵犯；计划的制订是基于客户当前健康评估报告，在执行过程中客户新的问题不断显现，需要对计划进行动态调整，以保证客户健康管理效果。

（三）健康管理护理查房

1. 病例汇报

牟先生，男，62 岁，职业文员，文化程度本科，于 2021 年 9 月 28 日到某医院健康管理中心体检。主诉经常有头痛等不适，有高血压、糖尿病病史。

（1）个性化体检套餐见表 5-79。

表 5-79　个性化体检套餐

科室	申请项目
一般检查及病史	一般检查，病史及生活史
内科	内科
眼科	眼科（含色觉）眼压、眼底检查、眼底摄片
耳鼻喉科	耳鼻喉科
口腔科	口腔科
幽门螺杆菌检测	^{13}C 呼气试验
心电图室	心电图
彩超室	全腹彩超、甲状腺彩超及颈部淋巴结心脏彩超、颈动脉彩超
肝纤维化检测室	超声诊断仪肝纤维化无创诊断
内脏脂肪测定	内脏脂肪检测
放射科（DR）	CT 胸部平扫、MRI 颈椎平扫、MRI 头颅血管 +MRI 头颅平扫
检验科	糖化血红蛋白、血脂及脂蛋白实验、血细胞分析、肝脏疾病实验、肾脏疾病实验、骨代谢实验、心肌损伤酶谱、胃蛋白酶原（PGI）、胃蛋白酶原Ⅱ（PGII）、甲功五项、PSA、AFP、FPSA、CEA、胃泌素 -17（G-17）、尿常规、尿微量蛋白 / 肌酐

（2）一般检查及病史见表5-80。

表5-80 一般检查及病史

项目名称	检查结果
身高	147cm
体重	53kg
体重指数	24.5kg/m^2
腰围	80cm，正常
臀围	83cm
腰臀比	0.96，增高
颈围	40cm
脉搏	63次/分
收缩压	162mmHg
舒张压	100mmHg
运动	偶尔，运动时间短，强度不大
饮食	喜欢辛辣，偏咸，油腻的食物
吸烟	吸20年以上，量不定
饮酒	无
药物过敏史	无
现病史	高血压1年，糖尿病2年
既往史	无
手术史	无
家族史	无类似病史、无家族性遗传性病史
心理状态	工作状态紧张，偶有焦虑，常失眠高血压认知程度差，服药情况依从性差

（3）查体结果见表5-81。

表5-81 查体结果

项目名称	检查结果
面容	正常
营养状况	营养良好
发育	良好
体型	正常
胸廓	未见异常
心率	78次/分
心律	正常

项目名称	检查结果
心脏杂音	未闻及
心界	正常
心音	正常
肺部	未见明显异常
四肢	未见明显异常
腹壁	未见明显异常
腹部压痛	无
肠鸣音	未见明显异常
肝脏	未扪及
胆囊	未扪及
脾脏	未扪及
肾脏	双侧肾区无叩痛

（4）实验室及辅助检查结果见表5-82。

表 5-82　实验室及辅助检查结果

检查项目	结果	提示	单位	参考范围
尿蛋白				−
尿微量白蛋白	71.4	↑	mg/L	0 ～ 19.00
尿肌酐	17158		μmol/L	
尿微量白蛋白 / 肌酐	36.83	↑	μg/mg	0 ～ 30.0
糖化血红蛋白	7	↑	%	4.0 ～ 6.0
葡萄糖	7.85	↑	mmol/L	3.90 ～ 6.10
尿素	8.57	↑	mmol/L	2.90 ～ 8.20
同型半胱氨酸	22.5	↑	μmol/L	15 ～ 20
甘油三酯	3.35	↑	μmol/L	0.60 ～ 1.70
血钾	3.85	↑	mmol/L	3.50 ～ 5.30

（5）影像学检查结果。

彩超检查提示：腹部彩超未见明显异常；心脏彩超示主动硬化，主动脉瓣退变伴轻度关闭不全；颈动脉彩超示双侧颈总动脉、双侧颈内动脉起始部、双侧颈外动脉起始部、双侧椎动脉轻度硬化，左侧颈总动脉分叉处后壁内膜中层局限性增厚。

MRI 提示：①双侧额叶、侧脑室旁见散在斑片状、小结节状缺血灶；轻微脑萎缩样病变征象。② TOF-MRA 示双侧颈内动脉段，以及大脑前、中、后动脉主干和基底动脉显示，未见明显血管畸形或动脉瘤样病变征象。

（6）其他相关检查结果。

心电图示：窦性心动过速，电轴正常。

眼底摄片示：双眼眼底豹纹状改变，双眼眼底视网膜色素脱离。

（7）主要诊断：高血压病、糖尿病。

（8）诊疗建议：用药指导，血压监测。治疗性生活方式改变。

2. 护理干预及实施措施

（1）护理评估。

1）病史询问：询问受检者既往病史、生活史、家族史、治疗经过和用药情况。收集心理—社会资料。

2）身体状况：评估受检者全身状态，以及相关并发症，如动脉粥样硬化、冠心病、肥胖症等。

3）心理—社会状况：二级高血压、血糖轻度增高、尿蛋白阳性、动脉粥样硬化。

（2）护理问题—护理措施—护理目标。

1）焦虑。

护理问题：焦虑——与缺乏疾病相关体检项目知识有关。

护理目标：对高血压相关体检项目有一定认识，焦虑减轻。

护理措施：向受检者介绍体检环境，耐心解答受检者提出的疑问，与建立受检者良好关系；根据受检主诉及心理—社会状况制订合理体检套餐，并向受检者解释项目意义及目的。

护理评价：焦虑减轻，对检查项目意义有一定了解，认同体检套餐设置。

2）知识缺乏。

护理问题：知识缺乏——缺乏高血压疾病相关知识。

护理目标：能正确认识疾病，了解相关疾病。

护理措施：①为受检者讲解高血压的危险因素，包括精神环境因素、高龄、高盐饮食、久坐不动、吸烟、肥胖、糖尿病等，应保持良好的心态，避免精神压力过大，避免熬夜，作息时间要规律，适量运动，戒烟限酒，体重保持在正常范围内，避免超重和肥胖，如合并高血脂和糖尿病等，要控制好血脂和血糖。②为受检者讲解高血压的危害主要是高血压的相关并发症，预防并发症出现最重要的就是把血压控制在达标水平，无其他合并症的患者，血压一般控制在 140/90mmHg 以下，高龄、有其他并发症或合并症的患者需要制订个体化的血压标准。

护理评价：体检过程中未发生跌倒，受检者知晓如何预防直立性低血压所导致的跌倒。

3）有受伤的危险。

护理问题：有受伤的危险——与头晕或直立性血压有关。

护理目标：体检过程中未发生跌倒等不良事件。

护理措施：①安排有经验的导检护士进行一对一导检服务，合理优化体检流程。②体检过程中注意观察受检者有无较大的血压变化，询问受检者有无头晕等不适症状。③如受检者出现头晕、眼花、耳鸣、视力模糊等症状，嘱受检者先卧床休息，通知内科医生立即到达现场。④嘱受检者勿用力大小便，避免情绪波动。

护理评价：体检过程中未发生跌倒，受检者知晓如何预防体位性低血压所导致的跌倒。

4）头痛。

护理问题：头痛——与血压升高有关。

护理目标：血压控制良好，头痛消失或减轻。

护理措施：遵嘱已使用降压药，并评估用药效果；禁烟禁酒，保证充足的睡眠；合理膳食，坚持运动，将血压、血糖、血脂控制在比较平稳的范围内。

护理评价：血压控制良好，头痛消失或减轻。

5）潜在并发症。

护理问题：潜在并发症——心脑血管病变。

护理目标：心脑血管意外风险减低。

护理措施：通过对受检者进行相关健康管理活动，有效控制血压，降低高血压心脑血管风险事件及相关并发症的发生。

护理目标：心脑血管危险因素减少，风险降低。

6）营养失调。

护理问题：营养失调——高于机体需要，与摄入过多、缺少运动有关。

护理目标：受检者体重减轻，营养状态良好。

护理措施：

A. 膳食指导见表5-83、表5-84。

表 5-83　食物的类别及建议

碳水化合物	蔬菜水果类	鱼禽肉蛋类	牛奶坚果类	食用油盐类
低升糖食物，最好选择1/3的全谷类食物	选择多种新鲜蔬菜，叶类及深色蔬菜占1/2以上	优先选择瘦肉类，鸡、鸭、鱼、牛瘦肉，鸡蛋不弃蛋黄	每天吃奶制品，适量吃坚果类	避免高盐、加糖、油炸等烹饪方式 盐＜5g，饮用水＞2000mL

表 5-84　三餐营养素比例

餐别	比例	能量	膳食推荐
早餐	30%	660kcal	燕麦100g、鸡蛋1个、出牛奶250mL、蔬菜200g、牛油果100g
早加餐	8%	100kcal	低糖水果200g
午餐	32%	700kcal	糙米饭150kcal、畜禽肉类100g、蔬菜200g、坚果30g
午加餐	7%	15kal	无糖酸奶150mL、低糖水果100g
晚餐	23%	600kcal	紫薯150g左右、鱼肉100g、蔬菜200g

注：碳水化合物、蛋白质、脂肪比例分别为51%、31%、11%。

B. 运动指导：根据受检者年龄和身体指标，除日常生活活动外，制订中等强度运动计划。

C. 根据个体情况提出合理膳食指导建议及运动处方。

护理评价：生活习惯改善，减少吸烟，有效控制高脂饮食，受检者体重减轻，营养状态良好。

3. 健康教育

（1）疾病知识指导：让受检者了解自己的病情，包括高血压水平、危险因素及同时存在的临床疾患等，告知受检者高血压的风险和有效治疗的益处，使其权衡利弊。

（2）饮食/运动指导：指导受检者执行膳食营养指导及运动处方建议，告知益处，定期随访。

（3）用药指导：强调长期用药的重要性，告知有关降压药的用法、名称及不良反应，不能擅自突然停药。

（4）病情监测指导：教会受检者及家属正确的家庭血压监测方法，并记录。

4. 追踪随访

①定期电话回访。②了解用药情况。③了解饮食运动执行情况。④保证生活方式规律。

5. 高血压慢病自我管理记录量表

在适当的位置打√或填相应的内容（见表5-85）。

表 5-85 高血压慢病自我管理记录量表

项目	说明		日期2022年1月						
			周一	周二	周三	周四	周五	周六	周日
饮食	低热量、低脂饮食	摄入热量=需要热量，脂肪热量不超过20%	√	√	√	√	√		
	低盐饮食	每天食盐量不超过6g	√	√		√		√	
	增加钾的摄入量	新鲜蔬菜、水果和豆类等	√						
运动	有氧运动（分钟）	慢跑、快走、骑自行车等			√		√	√	
	阻抗运动（分钟）	仰卧起坐、深蹲起、举哑铃等							
	其他	散步、家务等	√	√	√	√	√	√	√
生活习惯	每日吸烟（支）		1	1	1	1	1	1	1
	每日饮酒	应限制饮酒						少量	
情绪波动或压力		应控制情绪，减轻压力				√	√		
睡眠		佳				√	√		
		一般	√	√				√	√
		差							
血压		早	√	√	√	√	√	√	√
		晚	√	√	√	√	√	√	√

项目	说明	日期 2022 年 1 月						
		周一	周二	周三	周四	周五	周六	周日
服药	早	√	√	√	√	√	√	√
	晚	√	√	√	√	√	√	√
体重（kg）	每周一次	55	55	55	55	55	55	55
腰围（cm）	每周一次	79	77	77	77	77	77	77

（四）护理干预后效果评价

健康管理干预后的生化对比：2021 年 10 月 29 日（一个月后）的针对异常指标复查结果见表 5-86，各项异常指标均稍微下降。

表 5-86　一个月后针对异常指标复查结果

检查项目	结果	提示	单位	参考范围
尿蛋白	+	↑		
尿微量白蛋白	45.5	↑	mg/L	0 ～ 19.00
尿肌酐	9865		μmol/L	
尿微量白蛋白 / 肌酐	31.11	↑	μg/mg	0 ～ 30.0
糖化血红蛋白	6.5	↑	%	4.0 ～ 6.0
葡萄糖	6.3	↑	mmol/L	3.90 ～ 6.10
尿素	8.3	↑	mmol/L	2.90 ～ 8.20
同型半胱氨酸	21	↑	μmol/L	15 ～ 20
甘油三酯	2.25	↑	μmol/L	0.60 ～ 1.70
血钾	3.85		mmol/L	3.50 ～ 5.30

2022 年 3 月 29 日（半年后）的针对异常指标复查结果见表 5-87，除甘油三酯指标明显下降外，其余指标均正常。

表 5-87　半年后针对异常指标复查结果

检查项目	结果	提示	单位	参考范围
尿蛋白	—			
尿微量白蛋白	18		mg/L	0 ～ 19.00
尿肌酐	6588		μmol/L	
尿微量白蛋白 / 肌酐	29.11		μg/mg	0 ～ 30.0
糖化血红蛋白	5.5		%	4.0 ～ 6.0
葡萄糖	5.6		mmol/L	3.90 ～ 6.10
尿素	7.5		mmol/L	2.90 ～ 8.20
同型半胱氨酸	19		μmol/L	15 ～ 20

续表

检查项目	结果	提示	单位	参考范围
甘油三酯	1.85	↑	μmol/L	0.60～1.70
血钾	3.85		mmol/L	3.50～5.30

第十二节　肥胖症的健康管理护理及护理查房

（一）概述

肥胖症是指机体脂肪总含量过多和/或局部含量增多及分布异常，是由遗传和环境等多种因素共同作用而导致的慢性代谢性疾病。肥胖主要包括3个特征：脂肪细胞的数量增多、体脂分布的失调以及局部脂肪沉积。

（二）健康管理护理工作流程及措施

肥胖症属于慢性代谢性疾病，其并发或合并症涉及多器官多系统，在健康管理中心应开展以健康体检为基础的肥胖症健康管理，从检前、检中、检后3个环节入手，做好肥胖症筛查、评估、干预工作。

1. 检前——采集健康危险因素

针对肥胖症患者，健康管理护士应协助医师完成详细病史询问，包括肥胖起病年龄、进展速度；是否有继发性肥胖相关疾病史或药物应用史；进食量、进食行为、体力活动、吸烟和饮酒等生活方式情况；一级亲属是否有肥胖等家族史；肥胖者曾做过哪些减重处理，减重措施受到过哪些挫折、存在的问题，以及肥胖症对其生活有何影响等。

2. 检前——设计个性化体检菜单（见表5-88）

根据受检者的健康危险因素，参照《健康体检基本项目专家共识》，为受检者制订个性化的体检菜单。肥胖症患者健康体检菜单建议包括以下内容：

（1）肥胖程度评估：身高、体重、腰围、臀围、人体成分分析等。

（2）肥胖病因筛查：皮质醇节律、促肾上腺皮质激素、甲状腺激素、性激素等。

（3）肥胖并发症及合并症评估：血糖、血压、血脂、血尿酸测定，以及膝关节、骨密度、睡眠呼吸监测、血管彩超、心理评估等。

表5-88　肥胖患者体检套餐

项目名称	检查意义
血细胞分析	主要包含白细胞计数及其分类、红细胞、血红蛋白、血小板等检测，筛查常见感染性疾病及血液系统疾病
肝脏疾病试验	评估肝脏功能，筛查肝脏疾病
肾脏功能检查	评估肾脏功能，筛查肾脏疾病

项目名称	检查意义
血脂及脂蛋白试验	总胆固醇；甘油三酯；高密度脂蛋白胆固醇；低密度脂蛋白胆固醇；载脂蛋白A1、载脂蛋白B、脂蛋白a、同型半胱氨酸、葡萄糖（心血管疾病的检测指标，有无高脂血症等）
心肌损伤酶谱	是心肌、骨骼肌等受损伤的灵敏指标，有助于诊断心肌病、急性心肌梗死、病毒性心肌炎、炎性肌病等疾病
糖化血红蛋白	评估近3个月机体血糖平均水平，协助糖尿病诊断及病情评价
甲状腺激素常规	了解甲状腺激素水平，提示有无甲亢、甲减、自身免疫性甲状腺疾病等
男性彩超（肝、胆、胰、脾、肾、输尿管、膀胱、前列腺）	筛查肝、胆、胰、脾、双肾、输尿管、膀胱、前列腺的结构、形态、大小，筛查各脏器有无良恶性病变
甲状腺及颈部淋巴结彩超	了解甲状腺的结构及血流情况等，筛查有无甲状腺结节、囊肿、肿瘤等病变
人体成分	测量人体成分、体重、肥胖度判断、身体脂肪率、内脏脂肪水平等，了解人体的营养状况，有效显示受检者的身体健康状况
动脉硬化	通过对人体主要动脉血管的功能进行早期检测，能够快速、准确地早期发现人体四肢大动脉弹性和僵硬度状况
内脏脂肪测定	内脏脂肪与代谢性疾病和心血管疾病关系密切。内脏脂肪测定可用于内脏脂肪含量判断，了解人体的营养状况，有效显示受检者的身体健康状况
运动疗法（含呼吸训练）	针对健康和慢受检者群的有氧训练或目标肌群的力量训练

3. 检中——完成体检项目，做好肥胖评估质量控制

检中完成体检项目，出具分科体检报告。针对肥胖症健康管理，应注意按规范做好肥胖症相关的检查，保证检查结果的准确性。在肥胖评估方面的质控需注意以下要点：

（1）BMI的测量：在测量时，受试者应当空腹、脱鞋、只穿轻薄的衣服。

测量身高的量尺（最小刻度为1 mm）应与地面垂直固定或贴在墙上。受试者直立、两脚后跟并拢靠近量尺，并将两肩及臀部也贴近量尺。测量人员用一根直角尺放在受试者的头顶，使直角的两个边一边靠紧量尺，另一边接近受试者的头皮，读取量尺上的读数，精确至1 mm。

称量体重最好用经过校正的杠杆型体重秤，受试者全身放松，直立在秤底盘的中部。测量人员读取杠杆秤上的游标位置，读数精确至10g。

电子身高体重仪目前较常用，受试者应直立在电子秤中部，目光平视，不仰头、不低头，电子身高体重仪自动显示测量数值。

（2）腰围及腰臀围比。

1）腰围测量：被测者站立位，两脚分开25～30cm，使用软尺沿髂前上棘和第12肋下缘连线的中点，水平围绕腹部一周测量，紧贴而不压迫皮肤，在正常呼气末测量腰

围的长度，读数精确至 1mm。

2）臀围测量：双腿并拢站直，将软尺绕臀部的最高点水平测量一周，读数精确至1mm。

（3）人体成分分析：应严格按照仪器制造商提供的操作说明和操作规程进行检测。

4. 检后——疾病风险评估

根据体检结果，对受检者进行疾病风险评估，出具体检报告，明确是否存在肥胖、肥胖严重程度以及肥胖相关并发症及合并症等。

5. 检后——制订肥胖症健康管理目标

肥胖症的健康管理目标是通过减重预防和治疗肥胖相关并发症及合并症，改善患者的健康状况。肥胖症健康管理方案由健康管理医师、护士、营养师、运动管理师等与肥胖者及其家属等共同制订。减肥目标应结合肥胖者实际情况个性化制订，在制订健康管理方案的过程中，应与客户进行有效沟通，尊重客户的价值观，保护客户的隐私，充分了解客户健康诉求、生活工作条件、医疗及经济资源等，以获得客户对方案的深刻理解和全力支持，提升客户对健康管理方案的执行力。一般认为，肥胖症患者体重减轻5%～15% 或更多，可以显著改善高血压、血脂异常、非酒精性脂肪肝、2型糖尿病患者的血糖控制，降低2型糖尿病和心血管并发症的发生率。制订的减重目标要具体并且是可以达到的，如在制订体力活动目标时，"每天走路30分钟或每天走5000步"代替"每天多活动点"；建立一系列短期目标，如开始时每天走路增加30分钟，逐步到增加45分钟，然后到60分钟。

6. 检后——确定肥胖症健康管理干预措施

肥胖症治疗措施包括营养治疗、体力锻炼、行为方式干预、药物治疗以及代谢手术治疗。其中，医学营养治疗、体力活动和认知行为治疗是肥胖管理的基础，也是贯穿始终的治疗措施，相当一部分患者通过这些措施可以达到治疗目标，但是在必要的时候以及特定患者也应积极采取药物或手术治疗，以达到控制体重增加或减轻体重，减少和控制并发症的目的。

（1）饮食方式改善：合理的饮食方案包括合理的膳食结构和摄入量。其饮食指导要点如下：①低能量：合理的减重膳食应在膳食营养素平衡的基础上减少每日摄入的总热量，肥胖男性能量摄入建议为1500～1800kcal/d，肥胖女性建议为1200～1500kcal/d，或在目前能量摄入水平基础上减少500～700 kcal/d。②低脂肪、适量蛋白质、含复杂糖类（如谷类）：脂肪、蛋白质、碳水化合物提供的能量比应分别占总能量的30%以下、15%～20% 和 50%～55%。在有限的脂肪摄入中，尽量保证必需脂肪酸的摄入，保证丰富的维生素、矿物质和膳食纤维摄入，推荐每日膳食纤维摄入量达到14g/1000kcal。③增加新鲜蔬菜和水果在膳食中的比重。④避免进食油炸食物，尽量采用蒸、煮、炖的烹调方法。⑤避免加餐。⑥避免饮用含糖饮料。⑦控制食盐摄入，食盐摄入量限制在每日6g 以内，钠摄入量每日不超过2000mg，合并高血压患者更应严格限制摄入量。⑧严格戒烟。⑨限制饮酒，女性1天饮酒的酒精量< 15g（15g 酒精相当于350mL 啤酒、150mL 葡萄酒或45mL 蒸馏酒）；男性< 25g，每周不超过2 次。⑩避免用极低能量膳食（即能量总摄入< 600kcal/d 的膳食），如有需要，应在医护人员的严密观察下进行，仅适用于节食疗法不能奏效或顽固性肥胖患者，不适用于处于生长发育期的儿童、孕妇以

及重要器官功能障碍的患者。

（2）运动锻炼：通过运动锻炼增加热量的消耗是预防及治疗肥胖的首选方案之一，运动应在运动管理师指导下进行，其指导要点如下：① 运动前需进行必要的评估，尤其是心肺功能和运动功能的医学评估。② 运动项目的选择应结合兴趣爱好，并与年龄、存在的合并症和身体承受能力相适应。③ 运动量和强度应当逐渐递增。④ 建议中等强度的运动（达到最大心率的 50% ～ 70%，运动时有点用力，心跳和呼吸加快但不急促），如用心率来大致区分，进行中等强度体力活动量时的心率为 100 ～ 120 次 / 分，包括快走、打太极拳、骑车、乒乓球、羽毛球和高尔夫球等。⑤ 如无禁忌证，建议每周进行 2 ～ 3 次抗阻运动（两次锻炼间隔 ≥ 48 小时），锻炼肌肉力量和耐力。锻炼部位应包括上肢、下肢、躯干等主要肌肉群，训练强度为中等。抗阻运动和有氧运动联合进行，可获得更大程度的代谢改善。⑥ 进行运动应有准备和放松活动，明确了解哪些情况下应停止活动。

记录运动日记有助于提升运动依从性。应培养活跃的生活方式，如增加日常身体活动，减少静坐时间，将有益的体育运动融入日常生活中。

（3）行为方式干预：健康管理护理人员应在减重过程中与肥胖者保持经常联系，教会需要减肥的对象进行自我监测，通过各种方式增加患者治疗的依从性，包括自我管理、目标设定、教育和解决问题的策略，以及心理咨询和治疗等。其指导要点及常用技巧包括以下措施：① 建立节食意识，每餐不过饱，尽量减少暴饮暴食的频度和程度。② 注意挑选脂肪含量低的食物。③ 细嚼慢咽以延长进食时间，减少进食量。④ 进食时使用较小的餐具，使得中等量的食物看起来也不显得单薄。⑤ 经常测量体重。

（4）药物治疗：大多数肥胖症患者在认识到肥胖对健康的危害后，在医疗人员的指导下通过饮食控制、运动锻炼、行为改变等常可使体重显著减轻。但由于种种原因体重仍然不能减低者，或生活方式改善效果欠佳者，可考虑用药物辅助减重。

减重药物治疗指征：① 食欲旺盛，餐前饥饿难忍，每餐进食量较多。② 合并高血糖、高血压、血脂异常和脂肪肝。③ 合并负重关节疼痛。④ 肥胖引起呼吸困难或有阻塞性睡眠呼吸暂停综合征。⑤ BMI ≥ 24 kg/m^2 且有上述并发症情况。⑥ BMI ≥ 28 kg/m^2，不论是否有并发症，经过 3 个月单纯饮食方式改善和增加活动量处理仍不能减重 5%，甚至体重仍有上升趋势者。

目前，美国 FDA 批准的治疗肥胖症药物主要有环丙甲羟二羟吗啡酮（纳曲酮）/ 安非他酮、氯卡色林、芬特明 / 托吡酯、奥利司他、利拉鲁肽。但目前在我国，有肥胖症治疗适应证且获得国家药监局批准的药物只有奥利司他。

（5）代谢手术治疗：经上述生活和行为方式治疗及药物治疗未能控制的程度严重的肥胖患者，可考虑代谢手术治疗。

7. 检后——执行肥胖症健康管理方案

由健康管理师在专家的指导下负责安排，并对健康管理方案进行分解，绘制执行安排表，具体内容可参照前文 2 型糖尿病健康管理。

（三）肥胖症健康管理绩效评价

对于健康管理机构的肥胖症健康管理绩效评价，可从以下 3 个方面进行评估。

1. 年度评估

在年内随访管理的基础上，对体重控制、肥胖症并发症/合并症等情况进行综合评估，年度评估表基本内容见表5-89。

表5-89　肥胖症年度评估表

序号	项目	评估结果	
		初次	年度
1	体重控制情况	□达标 □未达标	□达标 □未达标
3	并发症/合并症	数量＋明细罗列	年初累计发生罗列 年内发生罗列 目前累计发生罗列 年度变化情况（新增 _____，减少 _____）

2. 过程评价指标

（1）肥胖症患者健康管理率计算公式：年内纳入管理肥胖症患者人数 ÷ 该机构肥胖症患者估算数 ×100%

（2）肥胖症患者规范管理率计算公式：按照要求进行肥胖症患者健康管理的人数 ÷ 该机构年内肥胖症患者健康管理人数 ×100%

3. 效果评价

肥胖症患者管理人群年度体重控制率计算公式：年内纳入管理的肥胖症患者体重控制合格人数 ÷ 年内纳入管理的肥胖症患者人数 ×100%

（四）健康护理查房

1. 病案汇报

男，48岁，公司职员，文化程度，于2022年3月体检，自诉体重超重，随机制订体检套餐见表5-90。

表5-90　体检套餐

科室	申请项目
一般检查及病史	一般检查及生活史
内科	内科
外科	外科
耳鼻喉	耳鼻喉
心电图室	心电图
彩超室	肝、胆、胰、脾、肾、输尿管、膀胱、前列腺
	甲状腺
	心脏彩超，颈动脉8根
肝纤维化检查室	肝纤维

科室	申请项目
人体成分检查室	人体成分测定
内脏脂肪检查室	内脏脂肪测定
动脉硬化	动脉硬化
放射科	胸部正位
检验科	血常规
	肝功，肾功，血脂
	AFP，CEA，CA199
	甲状腺全套
	尿常规
	糖化血红蛋白

一般检查结果见表 5-91。

表 5-91　一般检查结果

项目名称	检查结果
身高	158cm
体重	82.2kg
体重指数	32.9
腰围	99cm
臀围	101cm
颈围	41cm
脉搏	80
脉搏结论	正常
收缩压	145mmHg
舒张压	92mmHg
运动	无
吸烟	经常
喝酒	经常
药物过敏史	无
现病史	无
家族病史	无

检查室检查结果见表 5-92。

表 5-92　检查室检查结果

项目名称	检查结果
内脏在脂肪测定	$144cm^2$
人体成分测定	体脂肪过量
动脉硬化提示	动脉血管重度硬化
腹部超声提示	不均性脂肪肝
肝纤维提示	脂肪衰减程度增高

检验室检查结果见表 5-93。

表 5-93　检验室检查结果

项目名称	检查结果	参考区间
葡萄糖	7.00	3.90～6.10 mmol/L
总胆固醇	5.31	3.90～5.20mmoL
甘油三酯	2.20	0.60～1.70mmoL
糖化血红蛋白	6.68	4.0%～6.0%

（1）体检主要诊断。

主要诊断：肥胖症、内脏脂肪超标、动脉硬化、混合性高脂血症。

指标异常：血压增高、血糖升高。

（2）主要治疗措施：降低体重，改变生活方式。

2. 护理干预

护理评估：① 健康史：询问有无内分泌代谢障碍性疾病，有无疾病相关因素，了解生活方式、饮食习惯。② 身体状况：评估是否出现伴随症状，如动脉粥样硬化、冠心病、高血压、糖尿病、消化系统等疾病。③心理社会状况：随着病程延长出现各种并发症，加之对疾病知识的缺乏，极易产生恐惧、焦虑等症状，应做好心理评估，帮助其积极面对疾病。

3. 护理问题—护理措施—护理评价

（1）营养失调。

护理问题：营养失调——高于机体需要量，与体内脂肪组织、血液中脂质增加有关。

护理措施：① 合理膳食结构，限制总热量，低脂膳食，高纤维膳食。② 戒烟限酒。③ 限盐。④ 限油。

护理评价：血脂异常，与脂代谢紊乱有关。

（2）有感染的危险。

护理问题：有感染的危险——与浮肿有关。

护理措施：①保持室内空气新鲜。②保持床单干燥、平整、无屑，定期翻身、按摩，预防压疮。③注意个人卫生，勤洗澡、勤换衣服。④适当锻炼，增强抵抗力。

护理评价：目前尚未发生感染。

（3）焦虑。

护理问题：焦虑——与担心疾病有关。

护理措施：①认真倾听主诉，给予心理支持。②讲解相关疾病的知识，正确指导受检者。③给受检者进行健康宣教，提供心理支持。

护理评价：目前情绪稳定。

（4）活动无耐力。

护理问题：活动无耐力——与体力下降有关。

护理措施：①与其一起制订活动计划，鼓励进行体育锻炼和体力活动。②运动时有家属陪伴。

护理评价：患者暂时无活动受限。

4. 跟踪随访

①定期打电话回访。②追踪了解用药情况。③饮食和运动方式改变情况。④作息时间调整情况，保证规律的生活和学习。

5. 护理干预

（1）饮食干预见表5-94。①低能量：减少每日摄入的总热量，摄入能量1500～1800 kcal/d，或在目前能量摄入水平基础上减少500～700 kcal/d。②低脂肪、多蛋白质。③多食新鲜蔬菜和水果。④避免进食油炸食物，尽量采用蒸、煮、炖的烹调方法。⑤不加餐。⑥不饮用含糖饮料。⑦控制食盐摄入，食盐摄入量限制在每日6g以内，钠摄入量每日不超过2000mg。⑧严格戒烟，限制饮酒。

表5-94　国居民膳食能量需要量　　　　　　　　　　　　单位：kcal/d

年龄/岁	身体活动水平（轻）		身体活动水平（中）		身体活动水平（重）	
	男	女	男	女	男	女
18	2250	1800	2600	2100	3000	2400
50	2100	1750	2450	2050	2800	2350
65	2050	1700	2350	1950		
80	1900	1500	2200	1750		

（2）运动干预：固定每天运动的时间，每次运动20～60分钟，包括前后10分钟的热身及整理运动，持续运动20分钟左右。如出现心率比日常运动时明显加快、心律不齐、心悸、心率先快而后突然变慢等；出现胸部、上臂或咽喉部疼痛或沉重感；特别眩晕或轻度头疼、意识紊乱、出冷汗或晕厥；严重气短；身体任何一部分突然疼痛或麻木；一时性失明或失语等，应立即停止活动。

一次锻炼的基本组成包括准备活动（即热身）、运动内容、整理活动和拉伸4部分，见表5-95。

表5-95　一次运动锻炼的基本组成

组成	内容
热身	至少5～10分钟低到中等强度的心肺和肌肉耐力活动

组成	内容
运动内容	至少 20 ～ 60 分钟有氧运动、抗阻运动、柔韧性练习、平衡协调练习
整理活动	至少 5 ～ 10 分钟低到中等强度的心肺和肌肉耐力活动
拉伸	在整理活动之后进行 5 ～ 10 分钟的拉伸活动

（3）行为方式干预：①建立节食意识，每餐不过饱，尽量减少暴饮暴食的频度和程度。②注意挑选脂肪含量低的食物。③细嚼慢咽以延长进食时间，减少进食量。④进食时使用较小的餐具，使得中等量的食物看起来也不显得单薄。⑤经常测量体重。

6.肥胖症伴随血脂异常患者自我管理记录量表

见表 5-96。

表 5-96　自我管理记录量表

项目		说明	日期						
			周一	周二	周三	周四	周五	周六	周日
饮食	低热量、低脂饮食	摄入热量与需要热量相同，脂肪热量不超过 22%							
	低盐饮食	每天食盐量不超过 5g							
	可溶性膳食纤维（10 ～ 25g/d）	新鲜蔬菜、水果和豆类等							
运动	有氧运动（分钟）	慢跑、快走、骑自行车等							
	阻抗运动（分钟）	仰卧起坐、深蹲起、举哑铃等							
	其他	散步、家务等							
生活习惯	每日吸烟（支）	建议戒烟							
	每日饮酒	应限制饮酒							
情绪波动或压力		应控制情绪，减轻压力							
睡眠		佳							
		一般							
		差							
血脂		非药物治疗者，开始 3 ～ 6 个月复查血脂，达标，继续非药物治疗，仍需 6 ～ 12 个月复查 1 次。							

项目	说明	日期						
		周一	周二	周三	周四	周五	周六	周日
血脂	首次服用调脂药，用药后6周内复查。如达标且无不良反应，逐步减为每6～12个月复查1次；如未达标，每3个月复查1次							
服药	早							
	中							
	晚							
体重（kg）	每周一次							
腰围（cm）	每周一次							

注：在适当的位置打√或填写相应的内容。

（五）护理干预后效果评价

2022年4月7日（两周后）的第一次复查结果见表5-97。

表5-97　第一次复查结果

缩写	项目名称	结果	提示	单位	参考范围
	体重	78kg			
	血糖	6.0		mmol/L	3.90～6.10 mmol/L
	内脏脂肪	144		cm^2	＜100cm^2
TC	总胆固醇	6.0	↑	mmol/L	3.9～5.20
TG	甘油三酯	1.46		mmol/L	0.60～1.70

2022年5月5日（一个月后）第二次复查结果见表5-98。

表5-98　第二次复查结果

缩写	项目名称	结果	提示	单位	参考范围
	体重	70kg			
	内脏脂肪	100		cm^2	＜100cm^2
GLU	葡萄糖	5.3		mmol/L	3.90～6.11
TC	总胆固醇	5.1	↑	mmol/L	3.9～5.20
TG	甘油三酯	1.46		mmol/L	0.60～1.70

第六章 护理教育培训

第一节 护理实习、进修、专科护士管理制度

一、实习管理制度

（一）教学职责

1. 教学护士长职责

（1）负责制订本科室的临床教学计划及规章制度。

（2）参与和指导各项教学工作。

（3）检查教学计划的实施情况，予以合理指导。

（4）有计划地组织护理人员进行业务学习和技术训练。

（5）定期召开会议，了解情况，征求意见，及时总结，改进教学工作。

2. 教学组长职责

（1）积极参加科室各项教学任务，协助护士长做好教学管理工作。

（2）组织安排科室的各项教学活动。

（3）注重学员基本功训练和独立处理问题的培养。

（4）客观评价学员的实习情况。

（5）针对存在的问题，及时总结和反馈。

3. 教学小组长职责

（1）重视临床带教工作，注重培养学员独立工作能力，做到放手不放眼，防止发生差错事故。

（2）负责实习计划的执行与完成，并严格要求，经常督促和检查学员工作，及时反馈教学情况，保证教学质量。

（3）学员每轮实习结束时，负责填写实习评语及有关考核登记表。

（二）教学计划

（1）第一阶段：引导实习护士熟悉体检中心环境，了解科室工作流程，熟悉自己岗位上的具体工作以及能够合理安排客户体检。

（2）第二阶段：让实习护士进一步掌握所在岗位的具体工作，能在老师监督下独立完成护理操作；让实习护士了解体检各项报告及重要指标的意义。

（3）第三阶段：调换实习岗位，扩大实习范围，让实习护士了解不同岗位工作职责，学习各岗位重点知识，能独立解决一些岗位上出现的问题；带教老师不定期抽问，了解实习生知识掌握情况。

（4）第四阶段：要求实习护士熟知科室整个工作流程，能熟练解决客户提出的疑问；

能够解析一些简单的报告,知道常见报告里重要指标的意义。

(5)第五阶段:出科考试。根据科室具体情况出题,了解实习护士知识掌握情况;请实习护士匿名填写带教工作调查表,以及时发现和纠正带教过程中存在的问题,并进行带教质量的持续改进。

(三)教学目标

(1)熟悉护理"三基"内容,即基本理论、基本知识、基本技能,了解专科护理的基本操作技能。

(2)掌握本科室的相关医学知识,有效地与客户进行沟通,掌握沟通技巧。

(3)掌握急救护理技术,具有应急处理能力。

(4)提高科研意识,结合临床护理实践寻找课题,举办小讲课,培养科研思维能力。

(四)管理制度

(1)政治思想:热爱护理工作,爱岗敬业,具有奉献精神。尊敬师长,团结互助,诚实守信。具有严谨的工作作风和良好的职业道德。

(2)仪表行为:着装应整齐规范,必须着工作服、工作鞋、工作帽,女生长发戴发网,短发齐耳,佩戴工作牌。行为举止文雅规范,具有良好的站、坐、行姿,不勾肩搭背,文明用语,使用普通话,礼貌微笑待人。

(3)组织纪律。

1)实习人员做到不迟到、早退和旷工,不随意离岗。

2)上班时间:按排班要求,岗位相对固定。

3)实习期间因患病不能坚持上班,需持病情证明出具书面请假条,不得电话请假。超过1天的事假需由教培处或学校开具盖章的证明,并补假。

(4)工作要求。

1)坚持以客户为中心,服务热情、周到、细致。

2)有高度的同情心和责任感,做到眼尖、腿勤、手勤、嘴甜。

3)熟悉体检中心的体检流程及各岗位工作,工作积极主动,努力出色完成各项工作任务。

4)积极参加科室各种业务学习,刻苦努力,圆满完成实习任务。

5)实习应加强相关法律法规学习,增强法律意识,熟练技术常规,杜绝医疗护理事故的发生。

6)遵守医院的规章制度和操作规程,凡是在实习期间出现差错事故,按照规定对其造成的后果追究当事人的责任,如有违法、违章、违反医院规定、损害科室形象和利益者,将按有关规定进行处理并退回护理部。

(五)请假制度

(1)护士长授权护理总带教老师给实习护士批假的权利:实习因事假、病假或其他需要请假不超过1天的情况,可以根据科室工作安排,经楼层带教老师同意并签字后,将请假条递交给护理总带教老师存底,在健康管理中心实习期间请假累计不得超过2天。

(2)请假超过1天者,须到教育培训处找教育培训部签字盖章,并将假条递交给护理总带教老师存底。实习结束后须补实习（按实际请假天数计算），销假后再签实习鉴定。

二、进修管理制度

（一）管理组织职责

1. 教学护士长职责

（1）负责制订本科室的教学计划及规章制度。

（2）参与和指导各项教学工作。

（3）检查教学计划的实施情况，予以合理指导。

（4）有计划地组织护理人员进行业务学习和技术训练。

（5）定期召开会议，了解情况，征求意见，及时总结改进教学工作。

2. 教学组长职责

（1）积极参加科室各项教学任务，协助护士长做好教学管理工作。

（2）组织安排科室的各项教学活动。

（3）注重护士进修基本功训练和独立处理问题的培养。

（4）客观评价护士进修期间的学习情况。

（5）针对存在的问题，及时总结和反馈。

3. 教学岗位组长职责

（1）重视临床带教工作，注重培养进修护士独立工作能力，做到放手不放眼，防止发生差错事故。

（2）负责进修护士学习计划的执行与完成，并严格要求，经常督促和检查护士进修工作，及时反馈教学情况，保证教学质量。

（3）负责在进修护士每轮学习结束时，填写评语及有关考核登记表。

（4）带教周期结束时，请进修护士填写评价调查反馈表，对带教师资的带教态度、能力、操作规范性、知识丰富性等方面进行评价。带教组长对评价较差的带教老师谈话提醒并提出要求，对多次、大面积进修护士反应较差，或拒不整改的带教，予以取消带教资格等处罚。同时由带教岗位组长对进修护士整体学习情况进行考核并书写带教评语，护士长督促审核。

（5）护士长每半年对培训情况进行一次总结，利用科学管理工具分析存在问题并进行改造，达到持续性改进目的。

（二）进修条件及规定

1. 招收条件

（1）身体健康，思想端正，爱岗敬业，具有良好的职业道德。

（2）持有护士执业证书并按规定注册。

（3）从事健康管理护理工作。

（4）进修人员的执业地点与选送单位一致。

（5）能胜任进修护理岗位工作。

2. 招收时间

根据医院护理部安排，每年3月、6月、9月、12月，分4次集中接受进修。

3. 期限

进修期限分为 3 个月、6 个月。

4. 进修流程（图 6-1）

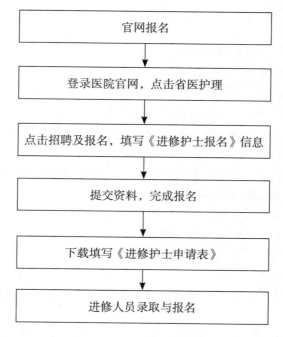

图 6-1　进修流程

5. 进修报到要求

报到材料：进修申请表、身份证、护士执业证书原件及复印件（护士执业证的执业地点需与派出单位一致）、1 寸免冠照各 2 张。

报到时间、地点：以录取通知书上时间为准。

进入科室报到第二天早上，着工作服、佩戴工作牌到科室护士长处报到。

6. 考核结业

（1）过程考核：进修人员按照《护士进修手册》要求完成相应学习内容；完整填写《护士进修手册》；带教老师、护士长按照《护士进修手册》要求，对进修人员临床操作、理论学习、参会学习、职业道德、业务水平等进行考评；科护士长对考评结果进行审核。

（2）结果考核：个人自评；带教师资、护士长对专科理论知识及技能操作进行考核，给出综合考评意见；科护士长对考评结果进行审核，对于进修人员工作突出者，推荐为优秀学员。

7. 结业证办理

（1）时间：进修结业前一周。

（2）提交材料：1 寸照片 1 张、《护士进修手册》。

（3）证书及学分：进修 6 个月者，护理部颁发《进修结业证书》；进修 3 个月者，护理部颁发《进修证明》。

8. 休假、请假规定

（1）在进修期间享受国家法定节假日（婚假、探亲假除外）。

（2）进修期间请事假，3 天及以下向科室护士长提出书面申请，护士长在排班表上备注；3 天以上须持单位证明（内容包括请假原因、起止时间并加盖公章），经护理部批准，完成科室交接后方可离院（证明材料在科室及护理部留档）。

（3）进修期间请病假者，须持医院相应专科医生出具的病假休息证明；如为急症可先行口头请假，之后补齐病休证明。

（4）除卫健委及以上级别公务请假（3 天及以下）外，其他原因请假须补齐请假时间，销假后方能取得相应进修证书；进修资格保留一年。

9. 其他注意事项

（1）进修护士执照未变更者不得独立上岗，必须在带教师资指导下开展各种护理操作。

（2）进修培训期间出现以下情况者，终止进修，退回原单位并依法追究相应责任：违反医院及科室规章制度、破坏医院形象、造成恶劣影响；不服从科室管理、工作安排；私自轮转科室、调班、缩短或延长培训时间；不遵守医院劳动纪律，无故迟到、早退、旷工；发生护理不良事件。

（三）进修岗位（表 6-1）

表 6-1　进修岗位

项目	岗位	进修内容
检前	外联办、个人咨询室	检前体检项目的确定、预约、协调门诊各个科室等
检中	前台	了解体检登记、备单及其他事件的处理流程
	采血室	了解智能采血设备的操作及应急预案的处理
	一般检查	掌握病史采集
	^{13}C 呼气	掌握检查意义、禁忌证及其他注意事项
	动脉硬化	
	X 线骨密度	
	人体成分、内脏脂肪	
	肺功能	
	肝纤维	
	彩超录入	了解各项指标的专业化术语
	影像登记	了解登记流程及协调工作
	导检	掌握各诊室的分布，合理协调客户错峰体检
检后	资料整理组	了解各项工作流程
	资料核对组	
	资料装订	
	医生总检、总审	了解总检词及总检要求

项目	岗位	进修内容
检后	报告咨询	了解如何解读体检资料
	检后服务部	了解报告的发放、处理投诉事件等
	健康管理办公室	了解如何开展健康管理及意义

（四）教学计划

（1）第一阶段：熟悉健康管理中心环境，了解科室工作流程，熟悉自己岗位上的具体工作，能够合理安排客户体检，制订进修目标。

（2）第二阶段：进一步掌握本职岗位工作，能在老师监督下，独立完成护理操作；能够认识体检各项报告及重要指标的意义。

（3）第三阶段：岗位轮转，学习到不同岗位的知识，也能单独解决一些岗位上出现的问题；带教老师不定期抽问，了解进修护士知识掌握情况。

（4）第四阶段：熟知科室整个工作流程，熟练解决客户提出的疑问。

（5）第五阶段：出科考试。

（五）进修考核

（1）进修结束进行考核，护士长及带教老师对其平时的表现、医生反馈的意见进行考核。

（2）理论考核分基础考核及专科考核两部分。

（3）进修期间是否发生不良事件。

（4）严守保护性医疗制度，不得自作主张、擅自行事。

（5）在本院进修期间，如有不遵守医院规章制度，不服从调配的人员，科室直接退回教培部。

（六）管理制度

1. 政治思想

（1）热爱护理工作，爱岗敬业，具有奉献精神。尊敬师长，团结互助，诚实守信。

（2）具有严谨的工作作风，良好的职业道德。

2. 仪表行为

着装应整齐规范，必须着工作服、工作鞋、工作帽，女生长发戴发网，短发齐耳，佩戴工作牌。行为举止文雅规范，具有良好的站、坐、行姿，不勾肩搭背，文明用语，使用普通话，礼貌微笑待人。

3. 组织纪律

（1）护士进修做到不迟到、早退和旷工，不随意离岗。

（2）上班时间：按排班要求，岗位相对固定。

4. 业务工作

（1）坚持以客户为中心，服务热情、周到、细致。

（2）有高度的同理心和责任感，做到眼尖、腿勤、手勤、嘴甜，满足客户的合理需求。

（3）熟悉健康管理中心的体检流程及各岗位工作，工作积极主动，努力出色完成各项工作任务。

（4）积极参加科室各种业务学习，刻苦努力，圆满完成实习任务。

（5）护士进修应加强相关法律法规学习，增强法律意识，熟练技术常规，杜绝医疗护理事故的发生。

（6）遵守医院的规章制度和操作规程，凡在进修期间出现差错事故，根据后果的严重性，按照规定对其造成的后果追究当事人的责任，如有违法、违章、违反医院规定、损害科室形象和利益者，将按有关规定进行处理并退回护理部。

三、专科护士管理制度

（一）管理组织职责

1. 教学护士长职责

（1）负责制订本科室的培训计划及规章制度。

（2）组织安排各项培训工作。

（3）检查培训计划的实施情况，予以合理指导。

（4）有计划地组织专培护士进行实际操作和理论学习。

（5）定期开展分享会，了解情况，征求意见，及时总结改进培训工作。

2. 教学组长职责

（1）积极参加各项培训任务，协助护士长做好培训管理工作。

（2）参与指导各项培训活动，及时反馈培训情况，保证培训质量。

（3）客观评价专培护士学习情况，针对存在的问题，及时总结和反馈。

3. 教学岗位组长职责

（1）重视实操带教工作，注重培养护士独立工作能力，做到放手不放眼，防止发生差错事故。

（2）参与培训学习计划的执行，督促和检查培训工作，及时反馈培训情况，保证培训质量。

（3）针对存在的问题，及时总结和反馈。

（二）培养目标

按照国家卫健委《专科护理领域护士培训大纲》，充分发挥护理教学资源优势，培养专科护士队伍，促进专科护理发展，加强对参加专科护士培训人员的管理，确保医院护理教学的规范化，提高护理教学的水平。健康管理专科护士作为健康管理中心的骨干成员，是专科护理工作开展和护理质量保证的中坚力量，除了要具备所属层级岗位工作之外，还需要兼任专科领域的护理科研、技术创新及学科发展等相关职责。

（1）提高健康管理专科业务能力，在专科范围内开展对下级护士的理论授课、操作带教、健康管理中的护理配合等护理实践指导工作。

（2）提高护理质量管理能力，能熟练掌握或参与制定专科质控标准，结合专科护理质量指标统计结果，提出持续的质量改进方案，参与科内 PDCA 持续质量改进项目。

（3）掌握常见慢病健康管理护理计划，牵头参与慢病健康教育和管理，落实护理计划。

（4）掌握客户关系管理手法，协助护士长对客户进行关系维护管理，积极应对突发状况。

（5）积极宣传健康管理专业，撰写健康管理专科相关科普文章。

（6）把握学科发展趋势和动态，积极撰写论文。

（三）培训须知

1. 招收条件

（1）身体健康，热爱护理专业。

（2）具有护理学专业大专及以上正规学历（学信网可查）。

（3）取得合法护士执业证并在相关医疗单位执业的护理人员。

（4）从事健康管理护理工作2年及以上（执业满2年）。

（5）参培人员执业地点与选送单位一致。

（6）能胜任专培岗位护理工作。

2. 结业考核

（1）过程考核：参培人员按照专科护士培训要求完成相应学习内容；护士长、教学组长对参培人员操作技能、理论学习、参会学习、职业道德、业务水平等进行考评后，由护士长对考评结果进行审核。

（2）结果考核：考核内容包括实际操作技能和理论知识两部分，由教学组长和教学岗位组长给出综合考评意见后，由护士长对考评结果进行审核。对培训期间表现优异者，授予"优秀学员""优秀班干部""优秀学习星""优秀进步星"称号。

（3）证书及学分：全程参加培训的学员，在培训结束后颁发《健康管理护理学专科护士规范化培训结业证》并授予继续教育学分。

（四）培训管理制度

1. 政治思想

（1）热爱护理工作，爱岗敬业，具有奉献精神，尊敬师长，团结互助，诚实守信。

（2）具有严谨的工作作风，良好的职业道德。

2. 仪表仪容

培训期间护士着装应整齐规范，须着工作服、工作帽、白色工作鞋，长发需戴发网，短发需齐耳、佩戴工作牌。严禁佩戴耳环、戒指等首饰。

3. 组织纪律

（1）上班时间为国家规定工作日。

（2）专培护士培训期间不迟到、不早退、不旷课旷工。

（3）在岗期间遵守岗位安排，切勿私自离岗、换岗。离岗需告知教学岗位组长，不得未经许可自行离岗。工作时间使用普通话及文明用语，礼貌微笑待人，保持良好的站、坐、行姿。

（4）理论授课期间遵守授课安排，切勿迟到、缺席。请假需提前告知教学岗位组长，不得未经许可擅自缺席。授课期间，请勿大声喧哗，将手机调至静音或震动，严于律己，认真听会并做好相关课程笔记。

4. 业务工作

（1）坚持以客户为中心，服务热情、周到、细致。

（2）有高度的同情心和责任感，做到眼尖、腿勤、手勤、嘴甜。熟悉体检流程及各岗位工作职责，积极主动，配合教学组长完成各项工作任务。

（3）专培护士培训应加强相关法律法规学习，增强法律意识，熟练操作技术，杜绝医疗护理事故的发生。

（4）遵守医院及科室的规章制度和操作规程，凡在培训期间出现差错事故，对其造成的后果，按照规定追究当事人的责任，如有违法、违章、违反医院规定、损害科室形象和利益者，将按有关规定进行处理，终止培训，结业考评给予不合格。

（五）培训方案

作为国内系统、规范的健康管理护理专科能力培训班，我们秉承完善护理管理服务体系和标准，提供生命全周期的健康护理服务作为未来护理学发展的指南针，创新践行和推广健康管理专科护理规范化培训，分析健康管理护理问题状况。筹备组建"健康管理专科护理培训专家委员会"，从各个服务领域、质控环节专业知识等方面打造培训方案。培训班以健康管理护理人员为培训主体，深入学习建立精细化质控管理体系，完善岗位 SOP 标准化流程，及时纠正潜在风险和安全隐患。此外，搭建长效梯队提升平台，塑造在岗位内成才、在实践中提升的职业路径，全面提高健康管理护理人员不断向专、精、细的专科领域发展。培训方案采取实践操作和理论授课相结合的模式进行。

1. 实践操作

（1）第一阶段：熟悉健康管理中心环境，了解科室工作流程，熟悉各岗位的具体工作及能够合理安排客户体检，制订自身培训目标。

（2）第二阶段：熟练掌握各岗位工作，能在教学岗位带教组长监督下，独立完成护理操作；认识检各项报告及重要指标的意义。

（3）第三阶段：学习多元化专业、操作、技术配合及管理知识，教学岗位带教组长不定期抽查，了解专培学员对各岗位问题处理技巧。

（4）第四阶段：结业考核。根据科室具体情况出题，了解专培学员知识掌握情况；请专培学员匿名填写带教工作调查反馈表，以促进科室及时发现和纠正带教过程中存在的问题，并进行带教质量的持续改进。

2. 理论授课

（1）从健康管理的基础护理、工作规范、PDCA 护理质量控制、科研、院感防控等方面详细介绍健康管理护理专科工作。

（2）各岗位 SOP 精细化管理理论授课并组织专培学员进行专题沙龙讨论和分享。

（3）组织专培学员参与每月质控 PDCA 质控管理会议。

（4）实践健康管理护理专科能力及操作技能。

（六）疫情防控须知

参加培训人员务必做好自我健康管理，通过微信小程序申领本地防疫健康码。

（1）具有以下情形之一的，不能参加培训。

1）健康码或行程卡为不符合规定的人员。

2）经现场确认有体温异常（≥ 37.3℃）或呼吸道异常症状的人员。

3）新冠肺炎确诊病例、疑似病例和无症状感染者及其密切接触者或次密接者，尚未完成居家健康监测、居家隔离医学观察等健康管理的人员。

4）参加活动前 7 天内有中、高风险区旅居史的人员。

5）集中隔离点工作人员等高风险岗位从业人员，尚未完成居家健康监测、居家隔离医学观察等健康管理的人员。

6）参加活动前 7 天内其共同居住者未完成居家隔离医学观察的人员。

7）报到时和活动期间未按要求提供相应核酸检测阴性证明的人员。

（2）培训人员疫情防控要求。

1）报到时须持本人报到前 3 天内 2 次核酸检测阴性证明（两次采样时间间隔≥24 小时，纸质或电子版报告均可）或 24 小时内核酸检测阴性证明。

2）培训人员须提交《流行病学史筛查和症状监测承诺书》，报送对应接待人员。

3）培训期间所有人员须持有工作证，扫场所码、验码（健康码和行程卡均为绿码）、测量体温（< 37.3℃）、消毒、佩戴口罩，人与人间隔距离应保持 1 米以上。

4）人员管理要求。

①非本市人员，须严格服从疫情防控工作安排和人员管理要求，实行酒店—医院"二点一线"管理。不得会客，不得私自外出，不得参与和培训无关的其他活动。如确因工作需要、疾病等特殊原因需离开，须报经所属工作组组长批准。外出须佩戴口罩，并记录个人外出时间、地点、接触人员等信息，全程做好个人疫情防护。②现居住地为本地的人员，须严格服从疫情防控工作安排和人员管理要求，实行居住地—医院"二点一线"管理。尽量不到居住地、工作地以外的地点活动。如确因工作需要、疾病等特殊原因须离开须报经所属工作组组长批准。

（3）根据国内外疫情发展态势，按照国务院新冠肺炎疫情联防联控工作机制和本省疫情防控总体要求，动态调整防疫措施。

（4）未尽事宜按四川省人民医院疫情防控政策动态执行。

（七）培训人员流行病学史筛查和症状监测承诺书

培训名称：

参与人员姓名：

身份证号：

联系电话：

本人郑重承诺：

1. 境外人员来蓉前是否在国内连续居住 10 天以上？

（注：勾选"未出境"的，其他项不再勾选）

□未出境 □是 □否

2. 是否属于新冠肺炎确诊病例、无症状感染者、密切接触者、次级密切接触者，处于集中隔离、居家健康监测、居家隔离医学观察期内？

□是 □否

3. 是否属于进口货物、入境口岸相关从业人员、集中隔离点工作人员等高风险岗位从业人员，处于居家健康监测、居家隔离医学观察期内？

□是 □否

4. 参加活动前 7 天内是否有高中低风险地区旅居史？

□有 □无

5. 是否属于参加活动前 7 天内其共同居住者未完成居家隔离医学观察的人员？

□是 □否

6.有无发热、咳嗽、乏力等症状或其他健康异常症状？

□有　□无

7.是否接种新冠病毒疫苗？

□是　□否

8.其他说明事项：

以上承诺如有不实，自愿承担一切责任。

承诺人（签字）：

年　　月　　日

第二节　继续教育项目申请和培训

一、继续教育项目申请（摘要）

（一）项目定位

国家级继续医学教育项目要面向全国学员，整合国家级权威专家等学术资源开展培训，以提高全国卫生专业技术人员专业知识、技能、职业素质为目的。

（二）申报系统及账号管理

国家级继续医学教育项目通过"国家级CME项目网上申报及信息反馈系统"进行填报。项目申办单位须由其行政管辖的上级部门予以建立申报用户（立项用户）并通过该用户申报项目。

（三）内容要求

项目内容要有科学依据，符合伦理道德原则，并具有独立性、客观性、公正性和完整性。项目内容必须符合下列条件之一：

（1）当前健康中国和创新型国家建设、乡村振兴、医药卫生体制改革、重大传染病防控或突发公共卫生应急事件等重点工作领域的研究成果。

（2）本学科的国际或国内发展前沿；边缘学科和交叉学科的新进展；国外先进技术、成果的引进和推广，国内先进技术、成果的推广；填补国内空白，有显著社会或经济效益的技术和方法。

（3）其他有助于提升全国卫生专业技术人员专业知识、技能、职业素质的内容，如疾病诊疗指南、技术操作规范、临床路径、卫生政策法规、医德医风和医患沟通等。

（4）无主题授课内容或无实质性专业内容的学术年会，不得作为项目申报；申报内容中与授课培训无关的工作会议部分内容，不作为项目申报内容。

（四）项目负责人及授课教师

（1）项目负责人应在所申办项目学科领域具有较高的学术水平、丰富的实践经验和良好的职业道德，在全国范围内具有一定学术影响力，既往曾担任过国家级或省（会）级继续医学教育项目的负责人。

（2）项目负责人应为在职人员且在项目申办单位任职，对项目学术水平和课程安排进行统筹规划和质量把关，并参与授课和项目执行。合理安排授课教师数量和构成，培训目标与效果相匹配，每位授课教师理论授课内容原则上不超过3学时（指导带教等情况可适当延长）。申办单位属于医疗卫生、教学、科研机构的，原则上本单位的授课教师占比应不低于50%。

（3）授课教师应能充分把握国家卫生健康发展方向和宏观政策要求，具有良好的职业道德，在项目所属学科领域具有较高的理论水平和（或）实践能力，具有较高的教育实践能力，能够根据项目主题内容和学员情况有针对性地准备授课主题和内容，讲授清晰，不得出现意识形态方面的问题。

（4）项目负责人及理论授课教师应具有副高级及以上专业技术职务，实验（技术示范）教师应具有中级及以上专业技术职务，其专业应符合授课内容学科专业。

（5）项目负责人每年新申报项目不得超过2项，项目内容应为其所从事的主要专业或研究方向，且必须要承担项目的授课任务（国家级继续医学教育基地项目负责人不受此限）。

（6）国家级远程继续医学教育项目设有学术负责人和技术负责人。对项目负责人的相关要求适用于学术负责人，其对项目学术水平等全面负责；技术负责人仅对项目技术相关环节负责。

（五）申办单位要求

1. 基础条件

项目申办单位要切实负起主体责任，按照"谁申报、谁主办、谁负责"的原则，符合条件的医疗卫生、教学、科研机构及获准可以申办国家级继续医学教育项目的其他机构，可以申报（或备案）国家级继续医学教育项目。国家继续医学教育基地可申报与基地学科专业相符的国家级继续医学教育基地项目，举办形式参照面授项目。最近一个周期校验结论为暂缓校验或被撤销《医疗机构执业许可证》，或最近一个周期年检不合格或被注销法人身份，或单位名称不符合国家有关规定的，不得申报或备案国家级继续医学教育项目。同一项目只能通过一个单位申报，且只能选择以新申报项目或备案项目的形式申请，不得重复申报。多单位联合申报的项目由第一申办单位负责申报。严禁冒用其他单位名称或名义进行申报。

2. 学术条件

申办单位应在所申报项目学科领域内具有较高的全国层面学术影响力，或在全国范围内具有较高的学术活动号召力和社会声誉。同时，应具有开展与所申报项目相关的继续教育活动成功经验及较高的学员满意度，或具有较高水平的师资力量。

3. 项目筹备

申办单位应具备保证培训质量与持续改进的机制，为项目执行提供必需的人力物力以及经费方面的保障。项目筹备时，应准确把握国家级继续医学教育项目定位，面向全国招收学员，充分发挥项目在全国卫生专业技术人才培养中的重要作用，不断提升项目学术水平、执行质量和外省份学员占比，提升项目在全国范围的辐射力和影响力。申办单位要在充分调查了解项目目标学员培训需求基础上，统筹考虑项目目标、内容安排及学习效果，自主制订切实可行的项目计划及内容安排，合理安排课程等，保障项目按照计划高质量举办，并根据评估结果改进项目后续设计与执行。

4. 项目举办

在项目举办过程中，项目申办单位要在发布的通知、培训材料等醒目位置标注"国家级继续医学教育项目"字样及项目编号，以便于学员查询及属地化监管。申办单位要合理安排培训日程，加强学风建设，严肃培训纪律，强化考勤管理，严格请销假制度，引导学员端正学习态度，按照培训日程认真完成培训任务。申办单位不得随意更改项目编号、名称、负责人、授课内容等项目相关信息。如存在项目负责人因不可抗力变更等特殊情况，申办单位可安排同等或以上条件的同学科专业人员担任新的项目负责人，并报省级继教管理部门审核备案。授课教师、内容和课程总学时等原则上不得更改，确需调整的，变动范围应控制在 30% 以内，且新更换的授课教师职称原则上不得低于原授课教师，所授学分数按照实际课程学时相应核减。举办项目时应派专人跟班管理，不得将项目交由其他单位举办，对确需承办、协办单位等情况，申办单位要加强对项目举办的全过程管理。举办项目应按在项目举办后 2 周内在"国家级继续医学教育项目网上申报及信息反馈系统"中做好项目考前信息报备、举办后执行情况填报等相关内容。做好项目流程管理与服务，严格按照项目申报材料中所填写的项目目标、授课内容、授课教师组成等要求实施项目，保障项目合规、守法、有序举办，确保培训质量。

5. 强化效果评估

以学员为中心进行项目的设计与实施，并作为项目申报和备案的重要依据。对学员学习效果的评估从低到高分为 7 个层次。具体如下：

（1）参与度：参加项目的学员人数，学员的专业、层次、来源机构及省份分布等。

（2）满意度：学员对项目内容、形式、授课教师等的满意程度。

（3）知识的学习：①陈述性知识的学习（了解）：学员对学习内容有所了解。②程序性知识的学习（知道怎样做）：通过学习，学员了解到如何进行某项操作。

（4）能力的学习（如何表现）：通过学习，学员能够进行某项操作。

（5）临床应用：学员能够在临床实践中应用所学的知识。

（6）患者健康：通过学习，学员的临床水平有所提高，带来了患者的健康改善。

（7）社区健康：通过学习，学员的临床水平有所提高，带来了某个社区公众的健康改善。

其中，（1）～（3）是针对所有项目的基本要求，（4）～（7）是针对临床医学密切相关学科项目的自选要求。

6. 项目过程管理

每项国家级继续医学教育项目最多可申请 6 期（次），每年举办的期（次）数不得超过申报时所填期（次）。项目的举办地点须在中国内地。鼓励到西部地区举办项目。要注意树立正确的意识形态，不得出现意识形态相关问题。严格落实中央八项规定及其实施细则精神，严禁借培训名义组织公款旅游，严禁借培训名义组织会餐或安排宴请，严禁组织高消费娱乐健身活动，严禁到国家明令禁止举办会议的风景名胜区举办项目，严禁组织与项目无关的参观、考察等活动，严禁组织旅游观光。

7. 资料存档

项目申办单位要妥善保留从项目筹备到执行过程中的通知、日程、教材（教师因版权、保密等原因不予提供的，请予以文字记录）、教师及学员通讯录、项目评估原始记录、评估结果及学员考核记录等有关文档备查，存档时间应不少于3年。

二、师资培训

（一）总则

（1）为加强健康管理中心护理师资管理，建设一支综合素质高、专业技术能力强的师资队伍，制定本实施细则。

（2）本细则所指的护理师资包括全中心教学师资和带教护士。

（3）按护理部要求组织实施护理师资的遴选、培训、评价及动态管理。

（二）师资选拔和培养

1. 师资资质

（1）教学师资：应具备大专及以上学历，从事临床护理工作，取得护师及以上专业技术职称；5年以上健康管理专业工作经验，3年以上带教经验。

（2）带教护士：指愿意承担科室各类人员（规培生、实习、进修等）带教工作，符合相应带教条件的健康管理专业护士。

（3）实习带教：应具有本科及以上学历，中级职称者可放宽至大专学历；取得护师资格证3年以上，且院龄1年以上。

（4）进修人员带教：应具有大专及以上学历；中级及以上专业技术职称；5年以上健康管理工作经验；3年以上健康管理带教经验。

（5）专科护士规范化培训学员带教。

1）理论带教：本科及以上学历或副主任护师以上专业技术职称；健康管理专业教学年限≥3年；教学师资应接受相关部门组织的教育培训，并取得省级及以上机构颁发的专科护士证书或教师资格认证。

2）实践带教：大专及以上学历；中级及以上专业技术职称；5年以上健康管理工作经验，3年以上带教经验；教学师资应接受相关部门组织的教育培训，并取得省级及以上机构颁发的专科护士证书或教师资格认证。

（6）省级护理学会专科基地专科护士带教：本科及以上学历，并取得主管护师及以上职称。

2. 师资选聘

带教护士选聘：符合相应带教条件，经科室讨论，护士长批准后科室备案。

3. 师资变更

教学师资任期均为3年/期，师资在任期内有以下情况可申请变更（护理师资变更申请表见护理部文件）：①任期内因工作岗位变动、外出学习、病产假等原因超过半年离院，不能承担相应工作者。②连续两次师资考核不合格不能胜任相应工作者。③带教师资在任期内受到教学相关投诉，经管理部门审查属实，且导致严重不良后果者。

4. 师资培养

科室应积极进行师资培养，提高其岗位胜任力，培训内容包括教学能力、管理能力、专业能力、沟通能力以及必要的科研能力等；应积极选派师资参加国家级、省级和院内开展的各类师资培训。

（三）师资职责

（1）师资要率先垂范，努力提高自身的医学人文精神，不断加强自身学习，积极参加各级各类师资培训，不断提高带教能力和管理水平。

（2）师资按照护理部及科室年度培训计划实施护理理论授课、操作带教等工作；指导培训对象开展查房、疑难病例讨论等护理教学活动；参与全院教学质控检查。

（3）教学师资在护士长指导下制订和实施科室年度教学计划，组织科室教学活动；定期对科室教学计划实施情况进行指导和监督，做好科室教学质量监控和持续改进；负责科室带教护士的培训与考核。

（4）带教护士根据培训对象的教学计划完成带教任务，保证带教质量。

（四）师资考核与奖惩

（1）每年通过护理部年度师资岗位评价对科室师资履职及教学情况进行考核，并将考核结果与评优评先、职称晋升等挂钩。

（2）科室护士长要及时了解掌握师资教学情况。对未认真履行带教职责、教学反馈欠佳、出现教学不良事件者，经核查属实，予以相应惩处；造成不良影响或情节严重者，取消其教学资格，3年内该师资不得从事教学相关工作，待重新培训合格并取得师资证书后方可申请承担教学工作。

（五）附则

（1）本细则自颁布日期起施行。

（2）本细则由健康管理中心负责解释。

参考文献

［1］Meeker-O'Connell A, Sam L M, Bergamo N, et al. TransCelerate's Clinical Quality Management System: From a Vision to a Conceptual Framework [J]. Therapeutic innovation & regulatory science, 2016, 50（4）：397-413.

［2］周文菁，关灵，曹烨，等. 药物临床试验质量管理·广东共识（2020 年版）[J]. 今日药学，2020，30（12）：826-829.

［3］王会楠，宁德花，杨剑英. 专科护理发展现状与展望 [J]. 中医临床研究，2015，7（10）：130-133.

［4］张海燕，陈杰，简伟研. 护理质量评价关键环节解析及案例分析 [J]. 中国护理管理，2014，14（5）：456-458.

［5］杜世正，Anna Gawlinski，Dana Rutledge. 循证护理实践模式及应用启示 [J]. 护理学杂志，2016，31（2）：87-91.

［6］潘子涵，逄慧，迟春花，等. 定性研究方法在我国全科医学研究中的应用 [J]. 中国全科医学，2021，24（10）：1277-1283.

［7］许娟，杨飞，郑静，等. 德尔菲法在国内临床护理质量评价指标中构建的文献计量分析 [J]. 护理实践与研究，2022，19（8）：1162-1167.

［8］陈珺仪，席淑新，石美琴. 德尔菲法在专科护理质量评价指标研究中的应用现状 [J]. 护理研究，2016，30（29）：3591-3595.

［9］陈郁韩，陆樨樨. 基于层次分析法的医学装备购置决策模型研究 [J]. 中国医疗设备，2017，32（8）：140-144.

［10］张宇斐，柴建军，胡冰水，等. 基于德尔菲法和层次分析法的现代医院门诊医疗质控指标体系构建与应用 [J]. 中国医院，2021，25（3）：36-39.

［11］张玉侠. 护理质量指标建立与评价应用研究进展 [J]. 上海护理，2018，18（11）：5-8.

［12］王恬，郝宏恕，韩光曙，等. Kano 模型在我国护理管理中的应用分析 [J]. 全科护理，2020，18（19）：2352-2357.

［13］张群祥，熊伟，朱玲凤，等. 基于 Kano 模型和质量功能展开的医疗服务质量提升研究. 中华医院管理杂志，2021，37（4）：306-311.

［14］中华医学会健康管理学分会，中华健康管理学杂志编委会. 健康体检基本项目专家共识 [J]. 中华健康管理学杂志，2014，8（2）：81-90.

［15］中华医学会健康管理学分会，中华医学会心血管病学分会，中华医学会超声医学分会，等. 中国体检人群心血管病危险因素筛查与管理专家共识 [J]. 中华健康管理学杂志，2015，9（6）：398-412.

［16］中国成人血脂异常防治指南修订联合委员会．中国成人血脂异常防治指南（2016年修订版）[J]．中国循环杂志，2016，31（10）：937-950.

［17］中华医学会神经病学分会，中华医学会神经病学分会脑血管病学组，中华医学会神经病学分会神经影像学协作组．中国脑血管超声临床应用指南 [J]．中华神经科杂志，2016，49（7）：507-518.

［18］浙江省预防医学会心脑血管病预防与控制专业委员会，浙江省预防医学会慢性病预防与控制专业委员会．血脂异常基层健康管理规范 [J]．心脑血管病防治，2021，21（2）：105-112.

［19］梁丹丹．痛风患者该怎样运动 [J]．中老年保健，2019（4）：42-43.

［20］马冬梅．个性化护理干预对老年冠心病患者心理状态与满意度的影响 [J]．中国冶金工业医学杂志，2022，39（3）：337.

［21］曲真．认知行为干预在冠心病患者护理中的效果 [J]．中国医药指南，2022，20（11）：9-12.

［22］孙晶，王施展，王钰．全方位护理干预在冠心病心律失常患者中的应用效果 [J]．中国当代医药，2022，29（11）：193-196.

［23］陈勃江，李为民，刘丹，等．健康人群体检肺结节全程管理模式的建立与思考 [J]．中华健康管理学杂志，2020，14（3）：208-212.

［24］李为民，刘伦旭．呼吸系统疾病基础与临床 [M]．北京：人民卫生出版社，2017.

［25］中华医学会呼吸病学分会肺癌学组，中国肺癌防治联盟专家组．肺结节诊治中国专家共识（2018年版）[J]．中华结核和呼吸杂志，2018，41：763-771.

［26］章振林，金小岚，夏维波．原发性骨质疏松症诊疗指南（2017版）要点解读 [J]．中华骨质疏松和骨矿盐疾病杂志，2017，10（5）：411-412.

［27］《中国老年骨质疏松症诊疗指南》（2018）工作组，中国老年学和老年医学学会骨质疏松分会，马远征，等．中国老年骨质疏松症诊疗指南（2018）[J]．中国骨质疏松杂志，2018，24（12）：1541-1567.

［28］中华医学会骨质疏松和骨矿盐疾病分会．原发性骨质疏松症诊疗指南（2017）[J]．中华骨质疏松和骨矿盐疾病杂志，2017，10（5）：413-444.

［29］葛均波，徐永健，王辰．内科学（第九版）[M]．北京：人民卫生出版社，2018.

［30］尤黎明，吴瑛．内科护理学 [M]（4版）．北京：人民卫生出版社，2011，9：413-427.

［31］马熊，王华．中国脂肪性肝病诊疗规范化的专家建议（2019年修订版）[J]．肝脏病杂志，2019，27（10）：748-753.

［32］吴一帆，邹涛．慢病管理实务图解 [M]．（1版）．北京：化学工业出版社，2018.

［33］葛均波，徐永健．内科学 [M]．北京：人民卫生出版社，2013.

［34］尤黎明，吴瑛．内科护理学 [M]．北京：人民卫生出版社，2015.

［35］陈君石．健康风险评估与控制的现状与展望 [C]．北京：第5届健康产业论坛论文集，2008.

［36］吴凡．高血压社区综合防治方案 [M]．北京：中国协和医科大学出版社，2006.

［37］中华医学会内分泌学分会肥胖学组 . 中国成人肥胖症防治专家共识 [J]. 中华内分泌代谢杂志，2011，27（9）：711–717.

［38］中华医学会，中华医学会杂志社，中华医学会全科医学分会，等 . 肥胖症基层诊疗指南（2019 年）[J]. 中华全科医师杂志，2020，19（2）：95–101.